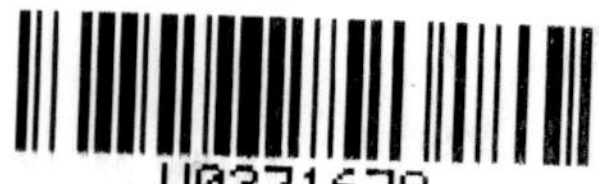

古醫籍稀見版本影印存真文庫

清·佚名

中醫古籍出版社

責任編輯　張　磊
封面設計　張雅娣

图书在版编目(CIP)数据

方症会要／(清)佚名著.—北京:中医古籍出版社,2015.9
(古医籍稀见版本影印存真文库)
ISBN 978－7－5152－0757－5

Ⅰ.①方… Ⅱ.①佚… Ⅲ.①中医学－临床医学－中国－清代 Ⅳ.①R249.49

中国版本图书馆 CIP 数据核字(2015)第 088104 号

古醫籍稀見版本影印存真文庫
方症會要　清·佚名　著

出版發行　中醫古籍出版社
社　　址　北京東直門内南小街 16 號(100700)
印　　刷　北京金信諾印刷有限公司
開　　本　850mm×1168mm　32 開
印　　張　15.375
字　　數　87 千字
版　　次　2015 年 9 月第 1 版　2015 年 9 月第 1 次印刷
印　　數　0001～3000 册
書　　號　ISBN 978－7－5152－0757－5
定　　價　38.00 圓

國家古籍出版

專項經費資助項目

據中國中醫科學院圖書館藏清乾隆廿一年吴氏家刊本影印原書版框高一五零毫米寬一零一毫米

出版説明

中醫藥學是中華民族優秀傳統文化的重要組成部分，是我國醫學科學的特色，也是生命科學中具有自主創新優勢的領域。歷代存留下來的中醫典籍是我國寶貴的文化遺産，其承載着中華民族特有的精神價值、思維方法、想象力和創造力，是中醫藥科技進步和創新的源泉。對中醫古籍進行保護與整理，即是保護了我國全部古籍中的一個重要的組成部分。

《古醫籍稀見版本影印存真文庫》在全面調查現存古醫籍版本情况的基礎上，遴選出五十餘種具有較高學術價值、文獻價值的古醫籍，對其稀見的版本進行搶救性地挖掘整理，其内容涵蓋中醫臨床内、外、婦、兒、針灸、五官各科及基礎理論等領域。這些版本多爲亟待搶救的瀕危版本、珍稀版本、孤本、善本，或者曾經流傳但近幾十年來世面上已很難見到的版本，屬於讀者迫切需要掌握的知識載體，具有較大的出版價值。爲方便讀者閲讀與使用，本叢書整理者對所遴選古籍的版本源流及存世狀況進行了考辨，撰寫了提要，簡介了作者生平，評述了著作的學術價值；爲避免在整理過程中出現各種紕漏，最大限度地保留文獻原貌，我社决定採用影印整理出版的方式。

此次所選書目具有兩個特點：一是以學術性和實用性兼顧爲原則，選擇凝結歷代醫藥學家獨到理論精粹及豐富臨床經驗的精品力作，突出臨證實用，并且充分注重各類中醫古籍的覆蓋面，除了喉科之外，其余各類均有涉及；二是選擇稀見版本，影印出版，不僅可以避免目前市場上古籍整理類書籍魚目混雜、貽誤后學之弊，而且能够完整地體現歷史文獻的真實和完整性，爲讀者研習中醫提供真實的第一手資料。該叢書對於保護和利用中醫藥古籍，發揚和傳承中醫藥文化，更好地爲中醫藥科研、臨床、教學服務具有重大的意義。

我社自二十世紀八十年代成立以來，陸續出版了大型系列古籍叢書，影印的有《中醫珍本叢書》《文淵閣四庫全書醫家類》《北京大學圖書館館藏善本醫書》《海外回歸中醫古籍善本集萃》《中醫古籍孤本大全》等，自出版后廣受學界和藏書機構歡迎。實踐證明，以影印爲基礎進行文獻開發，不僅符合學術研究和收藏需要，而且操作性更强，對促進文獻批露意義重大。

在編輯過程中，我們遵循《古醫籍稀見版本影印存真文庫》的編輯規範，進行了嚴格地查重，并查核原書，爲每種圖書制作了新的書名頁，重新編目，讓讀者一目了然。爲了讓讀者真真切切感受古籍的原汁原味，我們對前言和目録均採用繁體竪排形式。需要説明的是，所收珍本中有缺卷或缺頁的情況，由於這些珍本基本上没有復本，我們没有進行配補，僅作了相應的標注，也留下了些許遺憾，敬請廣大讀者諒解。

中醫古籍出版社

二零一五年九月

前言

本書四卷。作者吳氏，清代安徽歙人，不詳其名。書前有吳邁序，謂其父究心方症，此書為手集以備檢閱者。全書共收四十六種病症，以內科疾患為主，旁及婦科、五官科等。每病有論有方，其論多萃取《內經》、仲景及金元諸家之要，故名《方症備要》。

作者詮述病機時，每能結合經旨和臨證體驗，闡幽發微，掇精去粗。如其論火症，謂火起於氣不得其平。有一經之自病，或二經之遺病，或數經之合病，並有虛火、實火、相火、燥火、濕火、鬱火、猛烈之火、無名之火等等，諄諄乎千言。誠如作者自謂：『江南之病，惟火十居八九，醫者視為泛常，朦朧處治，乖謬殊甚，予經歷此症數十年，故以躬行實踐，詳著此論，以為後學引進云耳。』又如其論背痛，有腎氣不循故道，逆而上行，藏病必傷於府；及脇痛，有陰虛、陽虛二證，皆屬不足，非可以有餘者例治。

均能發古通今，敷明其理。並指出：『凡此，皆親身親歷而知，非敢泛論以誤人也』。

作者雖服膺河間、東垣、丹溪三子，而不盲從。如述鼓症，對河間之不分燥熱濕熱；東垣之以屬寒者多，屬熱者少；丹溪之但執補脾扶脾，忽略痰火之治，均提出了異議。並謂東垣之論主寒，河間之論主火，丹溪之論主脾虛，其原皆出《內經》，但《內經》會其全，而三子各言其一也，洵為持平之論。因而作者在論治時，頗能踵跡前賢，斟酌通變，因證設方，不拘成法，其文則言簡意賅，理明辭達，篇制非巨，而精義時出，故可資後學之揣摩。

本書為中國中醫科學院圖書館所藏，清乾隆二十一年（一七五六）吳氏家刊本。見於《中醫圖書聯合目録》著録者，僅此一部。爰據此影印，以廣流傳。

中醫古籍出版社

目録

原書序……一
原書目次……一
卷一……一
中風……三
瘟疫……二三
瘢疹……三七
內傷……四五
暑症……五九
燥症……七一
濕症……七九
火症……八九

鬱症……一〇五
痰症……一一三
咳嗽……一二三
卷二……一三七
哮喘……一三九
瘧症……一四七
霍亂……一六三
泄瀉……一六九
痢疾……一七九
嘔吐……一九九
膈噎……二〇五
飺逆……二一一

吞酸吐酸……二一七
嘈雜噯氣……二二一
痞滿……二二五
腫脹……二三一
鼓症……二四七
積聚痞塊癥瘕痃癖腸覃石瘕……二六五
卷三……二八一
勞病……二八三
眩運……三一三
頭痛……三一九
胃脘痛……三二七
腹痛……三三五

腰痛……三四一
背痛……三四九
脇痛……三五五
諸氣……三六三
疝氣……三六九
腳氣……三七七
卷四……三八一
耳病……三八三
目病……三八五
口病……三九三
健忘怔忡驚悸……四〇三
三消……四〇七

赤白濁……四一三
淋秘……四二一
黄疸……四三一
調經……四三九
大便血症……四五九

序

先君子體素康健不輕餌藥然究心方症手集諸書質之當代明於指下者參之古昔傳流以備檢閱蓋勞已爲人即東坡云病者得藥吾爲體輕耳我先人

利濟為懷率多類此棄世後架上遺書百不存一手澤之留僅此編耳余岐黄未按緣身弱善病世醫莫喻因按症檢方服之頗效噫我先人究心於此者深矣恐久而零落因付梨棗以公

諸世析類分門尋檢至易旅邸
道途東裝甚便或博雅者鑒留
參討爾
乾隆丙子暮春之初古歙豐南
吳邁書於溪香書屋

方症會要目次

卷一

中風附中氣類中　瘟疫
痧疹　內傷
暑症　燥症
濕症附濕熱相生論燥熱濕熱不同論
火症　鬱症
痰症　咳嗽

卷二

哮喘　瘧症附似瘧數症

霍亂　泄瀉

痢疾　嘔吐

膈噎　⿰飠乞逆

吞酸吐酸　漕雜噯氣

痞滿　腫脹

鼓症　積聚痞塊癥瘕痃癖腸覃石瘕

卷三

勞病附吐血方　眩運

頭痛　胃脘痛

腹痛　腰痛

背痛　脇痛

諸氣　疝氣

脚氣

卷四

耳病　目病

口病　健忘怔忡驚悸

三消　赤白濁

淋秘　　黄疸

調經　　大便血症

方症會要卷一目錄

中風 附中氣類中
瘟疫
癍疹
內傷
暑症
燥症
濕症 附濕熱相生論 燥熱濕熱不同論
火症
鬱症
痰症
咳嗽

中風

天地間惟風無所不入受之者輕曰感重曰傷又重曰中中風之症卒然暈倒昏不知人或痰涎壅盛咽喉作聲或口眼歪斜手足癱瘓或半身不遂舌强不語風邪既盛氣必上壅痰隨氣上停留壅塞昏亂卒倒皆痰也五臟雖皆有風而獨肝經最多易入蓋肝主筋屬木受之則筋緩不榮所以有歪斜不遂癱瘓舌强等症治法初得卽開痰理氣經云善治風者以氣理風氣順則痰消徐理其風及其久也卽當養血

活血若不先順氣遽用烏附又不活血徒用防風天麻羌活輩吾未見其能治也中風有眞中類中眞中有中腑中臟中經之不同中腑者多着四肢故面加五色有表症脈浮而惡風寒四肢拘急不仁現六經形症或中身之前或中身之後或中身之側皆中腑也治法加減小續命湯發其表調以通聖辛涼之劑中臟者多滯九竅故唇緩失音鼻塞耳聾目瞀大小便秘結皆中臟也通其滯調以十全大補四物之劑腑臟兼見者藥必兼用先表後通或外無六經形症

内無便溺阻隔但肢不能舉口不能言此邪中於經也又當從乎中治大秦艽湯補血養經或二陳湯加清熱養血藥中府易治宜汗不宜多恐損衛氣中臟難治宜下不可過下恐損榮氣中經有汗下之戒只宜養血通氣類中亦有不同河東主火東垣主氣丹溪主熱與痰偃仆卒倒此氣虛也治宜六君子湯加薑汁竹瀝痰涎壅盛偏枯口禁筋急拘攣筋反縱脉數此火也治法在表防風通聖散在上凉膈散口眼歪邪半身不遂涎多不語此痰症也治宜二陳導痰

等湯大抵眞中者少類中者多外感內傷當辨輕重重於外者先驅風邪而後補中氣治以散風爲君以補損爲臣使重於內傷者先補中氣而後驅外邪治以滋補爲君以散邪爲臣使其心火暴甚痰涎壅塞毫無風邪而喎邪不遂等症悉具者治宜清熱化痰養血順氣一用風藥禍不旋踵半身不遂大率多痰中左屬死血少血宜四物湯加桃仁紅花竹瀝薑汁中右屬痰與氣虛用二陳合四君子湯加竹瀝薑汁氣血兩虛而挾痰者八物湯加南星半夏枳實竹瀝

薑汁初中卒倒不省人事急掐人中提頭頂髮口禁不能進藥急以生半夏末或皂角細辛爲末吹入鼻中有嚏者生無嚏者乃肺絶死痰涎壅塞口眼喎邪舌强不語俱當用吐法一吐不愈再吐輕用瓜蒂末一錢重者稀涎散加藜蘆五分入射少許以鵝毛探吐惟年老虛弱者不可輕吐氣虛卒倒者不可吐凡中症雖有痰涎猶能進湯水者先進蘇合丸通竅隨進順氣散不可利小便熱退自利諸中或已甦或未甦忽然吐出紅紫血者死

不治數症

口開心絶手撒脾絶眼合肝絶遺尿腎絶吐沫直視喉如鼾睡肺絶肉脫筋痛髮直搖頭上竄面赤如粧汗綴如珠此皆不治之症然止見一症者猶或可治脉浮遲者吉急疾者凶寸脉有尺脉無當吐不吐者死尺脉有寸脉無當下不下者死

附中氣

許學士云暴怒傷陰暴喜傷陽憂愁不已氣多厥逆往往得此疾便覺涎潮昏塞牙關緊急脉伏身寒此

名中氣若中風則身温為異耳不可作中風治宜進
蘇合香九續用烏藥順氣散或八味順氣散

附中風直中類中論

花溪老人云中風者氣體先虛必有風邪眞中然後見有暴仆暴喑口眼歪邪手足不舉話語蹇澁甚者人事不省等症若無風邪必無此等症候又云無直中類中之分是見理不眞之論也按中風者氣體先虛然後風邪中之者理也所謂邪之所湊其氣必虛是也但常見有人心火暴盛痰涎壅蹇無毫髪風邪

夾雜而前症悉見隨用清熱化痰養血順氣而愈者即東垣所謂本氣自病河間所謂將息失宜心火暴盛丹溪所謂濕熱相生此三者類中風而實非中風若用風藥禍不旋踵安得不指出此症使後學者知之乎此類中之說所由起也但此症當另列一條而不雜於中風之條如昔人謂四症似傷寒而不列於傷寒之條則明白易知若老人謂無類中皆眞中恐後人臨症不明反增人病辨之奚容已乎其言標本緩急之論輕重攻補之宜則至善而不可没大有功

於後學也

小續命湯　治中腑外有六經形症　中風自汗者不可重發汗此藥不可輕用

麻黃　人參　黃芩　白芍　桂枝　附子　防巳　防風　川芎　杏仁　甘草

六經加減

太陽中風無汗惡寒倍加麻黃防風杏仁　有汗惡風倍加桂枝白芍

名麻黃續命湯　桂枝續命湯

陽明中風無汗身熱不惡寒加甘草石膏知母　有汗身熱不惡風加桂枝黃芩葛根

名白虎續命湯
葛根續命湯

太陰中風無汗身凉倍加附子乾薑甘草
少陰中風有汗無熱倍加桂枝附子

名附子續命湯
桂枝續命湯

中風六經混淆繫於少陽厥陰或肢節攣痛或麻木不仁宜羌活連翹續命主之

三化湯　治中臟内有便溺阻隔

厚朴　大黄　枳實　羌活

等分以利爲度

防風通聖散　治中風風熱壅盛表裏三焦皆

實及諸等症

防風 川芎 當歸 白芍 大黃 芒硝 連翹

薄荷 麻黃 石膏 桔梗 黃芩 白术 梔

子 荊芥 滑石 甘草 姜三片温服

十全大補湯

人參 白术 茯苓 甘草 當歸 白芍 川芎

熟地 黃芪 肉桂

等分薑三片棗二枚

大秦艽湯 治中經外無六經形症内無便溺

阻隔血弱不能養筋故手足不能運動舌强難語宜養血而筋自榮

秦艽　石膏　獨活　甘草　川芎　當歸　白芍
茯苓各一錢　細辛　羌活　防風　片芩　白术
白芷　生地　熟地各五分

春夏加知母天陰加薑心下痞滿加枳實

二陳湯　理療一身之氣痰欲下行加防已黄柏木通欲上行加柴胡升麻防風

陳皮　茯苓各一錢　半夏二錢　甘草五分　薑三片

涼膈散　治胸膈中與六經熱　退熱如神

連翹一錢　枝子　薄荷　黃芩　大黃　芒硝各五分

生甘草一錢五分

東垣加減涼膈散前方減硝黃加桔梗同爲舟楫之劑浮而上之治胸膈中與六經熱以其手足少陽之氣俱下胸膈中三焦之氣同相火遊行於身之表膈與六經乃至高之分此藥浮載亦至高之劑故能於無形之中隨高而走去胸膈中及六經熱也重症用前方輕症用後方

導痰湯 開導痰氣

陳皮 半夏 茯苓 甘草 南星 枳壳

薑三片如久嗽燥熱者去半夏加五味九粒杏仁

五分

四物湯 補血要藥

當歸 川芎 白芍 生地

加人參白术茯苓甘草即八物湯氣血兩補又名

八珍

四君子湯 補氣要藥

人參　白朮　茯苓　甘草

加陳皮半夏卽六君子湯薑三片益氣補脾和中

豨涎散　治中氣痰涎壅塞盛口眼喎邪隔塞

等症

白明礬一兩　半生半枯用猪牙皂角四莢去皮炙黃

研末每進一錢溫水調服以吐爲度

治口眼歪邪

蒼朮童便各一兩浸炒草烏煨三錢三分當歸七錢七分酒浸人參　川芎

釵斛各三錢去蘆三分　川烏一兩三錢煨　甘草一兩微炒兩頭一錢鮮者

細辛　藁本　防風　首烏　白姜蚕去口足微炒　蟬退白者　白芷　全蝎去口足占米同炒去米　麻黃去根　天麻煨

硃砂　荆芥各一錢七分去根

右末飢時酒調服量人肥瘦有力者服一錢老弱者七分只可一二服坐帳中不見風神效

瓜蒂散　即獨聖散治中風隔實痰盛及諸癇痰飲壅溢等症

甜瓜蒂一兩炒黃

研末每服五分或一錢量人虛實用之以酸虀調下

以吐爲度吐罷宜服降火利氣安神定志藥

通頂散　治中風中氣昏憒不知人事急用吹鼻卽嚏

藜蘆　甘草　川芎　人參　細辛

等分爲末吹鼻提髮立嚏有嚏者生

攺容膏　治中風口眼喎邪

萞麻子一兩　氷片三分

共擣爲膏寒月加乾薑附子一錢如喎在左敷右

右則敷左

蘇合香丸　初中喉中痰塞水飲難通

沉香　青木香　烏犀角　香附　丁香　硃砂

訶梨勒　白檀香　麝香　蓽撥　龍腦　白术

安息香　蘇合香各二兩　薰陸香一兩

藿香正氣散　治四時不正之氣增寒壯熱

大腹皮　陳皮　白芷　白术　茯苓　桔梗　半

夏曲　紫蘇　厚朴　甘草　藿香

薑三片棗二枚

烏藥順氣散　治中風氣遍身麻痺語澁口眼歪

邪喉中氣急有痰

麻黃　陳皮　烏藥　枳殼　炙甘草　白芷　桔梗　川芎　乾薑　白殭蚕

薑三片棗二枚

八味順氣散　治正氣痰涎盛

人參　白术　茯苓　甘草　青皮　陳皮　白芷　烏藥

胃風湯　治胃風

人參　白术　茯苓　當歸　川芎　白芍　桂心

等分入粟米一小撮如腹痛加木香五分

清熱順氣湯　治類中

當歸　黃連　黃芩　知母　赤茯苓　陳皮　香附　烏藥各七分　半夏二錢　貝母一錢　胆星八分　枳殼五分　甘草　薑三片

如痰涎壅盛者加白附子八分白殭蠶七分全蝎六分

瘟疫

內經曰冬不藏精者春必病瘟傷寒論曰瘟病起於春應瘟而反清夏應熱而反寒秋應涼而反熱冬應寒而反溫丹溪曰衆人病一般者此天行瘟疫也瘟取溫熱之義疫取勞役之義多感於房勞辛苦之人蓋危重病也大法表裏傳經與傷寒相似但傷寒寒自外入瘟疫毒自內出此爲異耳師云凡看瘟疫先看病者兩目露血絲否次看口唇紅燥舌胎黃白紫黑以驗裏熱淺深除舌胎遍白爲熱稍輕其餘睛赤

唇紅胎黃斷紋俱是極熱重症若紫黑燥裂則又熱之極矣又以病家之人手按其胸膛脇肋問其有無痛處分别表裏經絡次按小腹舉有硬滿處卽便問其小便利否若小便不利而身發熱者必發黃則是精液留結宜用小柴胡去參合去桂五苓散若小便自利則是畜血之症宜下瘀血用桃仁承氣湯去枳殻不犯上焦此法看傷寒亦然初得病一二日有表症自冬至春分前宜九味羌活湯去人參敗毒散自春分至夏至天氣已變温熱宜升麻葛根湯柴葛解

肌湯小柴胡去參初得病一二日見太陽症便瀉
者宜小柴胡去參合四苓散或香連丸稍久大便秘
而渴玄明粉乃要藥也白虎亦可用若不渴者禁用
白虎又凡瘟疫一起卽發渴是熱輒入陽明宜五瘟
丸白虎湯三黃石膏湯加減用之渴病藥味用天花
粉麥冬片芩葛根天水散之類衄血胃火白虎湯見
心火犀角地黃湯切忌發汗解表發狂譫語大便滑
而渴宜加味白虎湯不作渴大便秘結五七日不解
宜大承氣湯調胃承氣湯下之瘟疫有氣虛血虛而

染者視形色察脉理表裏症悉除者宜參芪歸朮溫補自汗太甚者亦宜補丹溪曰宜補宜散宜降故知此三法者皆不可廢也凡瘟病初看未知端的且先以敗毒散加減治之看歸在何經再隨經施治此要法也

附大頭瘟

丹溪曰大頭病乃濕熱在高巔之上用羌活酒芩酒蒸大黃隨病加減切不可用降氣藥東垣曰陽明邪熱太甚資實相火少陽而為之也濕熱為腫木盛為

病此邪見于頭多在兩耳前後出治法大不宜藥速速則過其病所謂上熱不除中寒復生宜徐徐緩藥當視其腫在何部分隨經治之陽明爲邪首大腫少陽爲邪出于耳前後

附蝦蟆瘟

丹溪曰此病屬風熱防風通聖散加減用之或用小柴胡加防風羌活荆芥薄荷桔梗煎服外以側栢葉擣汁調火煉蚯蚓糞敷之

九味羌活湯　治四時觸冒不正之氣增寒壯

熱頭痛身痛口渴

羌活太陽　川芎厥陰　防風治一身痛　細辛少陰　白芷陽明

黃芩少陽　生地治少陰心熱去血中之熱　蒼朮太陰　甘草和諸藥去氣中之熱

易老自序云此方冬可治寒夏可治熱春可治瘟秋可治濕是諸路之應兵也但于陰虛氣弱之人當消息用之不可執一

敗毒散　治瘟疫四時通用初病時表症甚人參不可即用

羌活　獨活　前胡　柴胡　川芎　枳殼　桔梗
人參　茯苓　甘草　加黄芩七分薑三片
升麻葛根湯　治瘟疫無汗發熱口渴
升麻　葛根　白芍　甘草
柴葛解肌湯
柴胡　葛根　片芩　半夏　白芍
小柴胡湯　治少陽往來寒熱胸滿脇痛心煩
喜嘔
柴胡二錢五分　黄芩　人參各一錢　半夏八分　甘草三分

薑三片棗二枚

五苓散　治煩燥小便不利而渴

澤瀉一錢五分　豬苓　赤苓　白术各一錢　肉桂五分

熱甚者去肉桂加黃芩八分　薑一片棗二枚

香連丸　治瘟疫溏泄

白虎湯　治增寒壯熱口渴一身疼痛陽明經

石膏二錢　知母一錢　甘草四錢　粳米一勺

五瘟丹

黃連　黃柏　黃芩　梔子　大黃　香附　紫蘇

甘草梢

甲己之年甘草君丙辛黃柏乙庚辛支君丁壬連癸戊一年一君四爲臣香附紫蘇與臣等大黃爲丸硃砂爲衣水呑初病煎服亦可

三黃石膏湯　治瘟毒表裏俱盛五心煩熱兩目如火面赤鼻乾大渴舌燥

石膏三錢　黃芩　黃連　黃柏各五錢五分　梔子五個　麻黃一錢　淡豆豉半合

犀角地黃湯　治衂血及吐血

犀角　赤芍　丹皮　生地　等分水煎

大承氣湯　治陽邪入裏三焦皆病痞滿燥實堅皆全胃實譫語五六日不大便者可服并治少陰舌乾口燥日晡發熱脉沉實者

大黄七錢五分　芒硝五錢　枳實　厚朴各一兩

右煎枳朴數沸次入硝黄煎一沸温服以利爲度

小承氣湯　治六七日不大便腹脹滿病在陽明無表症汗後不惡寒狂言潮熱而喘

大黄七錢　厚朴　枳實三錢五分

以利爲度邪在上焦則作滿邪在中焦則作脹胃中實則作潮熱陽乘於心則狂熱於胃口則喘本方去芒硝欲其無干於下焦也

調胃承氣湯　治太陽陽明不惡寒反惡熱大便秘結譫語嘔渴日晡潮熱脉實者

大黃六錢五分　芒硝一合　甘草

以利爲度方中除枳實欲其無犯上焦也

桃仁承氣湯　治外症已解小腹急大便黑小便利其人如狂此畜血之症也

大黄三錢　桃仁十個　桂心　芒硝各一錢五分　甘草

温服血盡爲度

大臣神术散　治四時瘟疫頭痛項强增寒壯熱身痛專主山嵐瘴氣之妙劑也

蒼术　藿香　厚朴各一錢　陳皮二錢　甘草　石菖蒲各一錢五分　薑三片棗二枚

甘梗湯　治冬瘟疫喉嚨腫痛

甘草　桔梗

薑粧湯　治冬瘟增寒壯熱頭疼身痛口渴面赤

葳蕤二錢五分 麻黃 白蘞 青木香 羌活 杏仁
川芎 甘草
二黃湯 治天行大頭瘟
黃連 黃芩 甘草 黃柏
普濟消毒散 治大頭瘟疫初覺增寒壯熱體
重次傳面腫盛目不能開上喘喉嚨不利舌乾
口燥
黃芩 黃連各五錢 柴胡 桔梗 人參 陳皮 甘
草 玄參各二錢 連翹 板藍根 馬勃 鼠粘子各一

錢白殭蚕 升麻各七分

如大便秘加大黃

防風通聖散 治蝦蟇瘟方見中風

香蘇散 治四時感冒風邪頭痛發熱凡遇瘟疫先服此藥再不相染

紫蘇 香附各二錢 陳皮一錢 甘草五分

癍疹

癍疹外症悉由中出潔古云瘡發焮紅腫於外者屬少陽三焦相火也謂之癍小紅靨行皮膚之中或不出者或出而隨没又隨出者屬少陰君火也謂之疹蓋癍重而疹輕也凡顯癍症而自吐瀉者慎勿亂治而多吉謂邪氣上下皆出也小兒癍疹并出身温者吉身冷者逆癍疹首尾俱不可下秘則微疏之大抵此症有陰有陽陽症發癍有四種有傷寒有時氣有熱病有温毒癍癍如錦紋點大而色赤此外感熱症

也陰症發瘢色雖微紅而出則稀少若作熱症治之
生死反掌宜調中温胃稍兼解散陰陽二症須當辨
明又内傷症亦出瘢疹但現微紅此胃氣極虛一身
之火遊行於外當補益血氣則中有主而氣不外遊
榮有養而血不外散此症尤當慎之或謂古云發瘢
色紅赤者胃熱也五死五生紫黑者胃爛也九死一
生又云下之早則熱乘虛入胃下之遲則胃熱不得
泄此以瘢疹悉屬之胃矣而潔古以瘢屬少陽疹屬
少陰不幾背馳歟子曰胃者總司也五臟六腑之氣

皆由胃發故胃熱失下則熱氣薰蒸衝入少陽則助
相火而成瘢衝入少陰則助心火而成疹苟胃熱被
下則胃火亦息二經之火亦息瘢疹二症亦隨泯矣
何背馳之有或又云瘢疹首尾忌下今欲下之何也
予曰治病當隨時變通不可執一若熱未入腑大便
得通此忌下之時宜用升麻葛根化瘢白虎等劑消
其邪熱如陽明結熱八九日不大便此正火氣盛發
上衝二經瘢出猛烈輕則紅赤重則紫黑此時不下
安得全命歟三一承氣莫之疑矣古云藥不執方合

宜而用善夫○癮疹者隱隱在皮肉之中多屬於脾發則多癢或不仁者是兼風濕色紅者兼火化也

陽毒發癍

升麻葛根湯　治傷寒陽明實熱發癍痲疹未出已出皆可服 方見瘟疫

玄參升麻湯　治發癍咽痛煩燥譫語

玄參　升麻　甘草

白虎化癍湯　治胃熱發癍

石膏一兩　知母六錢　甘草二錢　粳米

虛者加人參二錢分作二劑

陽毒梔子湯　治傷寒壯熱百節煩痛身發瘢爛

升麻　石膏二錢或五分或一錢　梔子　黃芩　柴胡　白芍各一錢　知母一錢五分　杏仁八分　甘草　薑三片　香豉一百粒

陰毒發瘢

調中湯　治內傷外感所發陰瘢

蒼朮一錢五分　陳皮一錢　砂仁　藿香　白芍　甘草

桔梗 半夏 白芷 羌活 枳殼各七分 川芎五分

麻黃 桂枝各三分

大建中湯 治中氣不足無根失守之火出於肌表而發癍者

人參 黃芪 當歸 白芍 桂心 甘草 半夏

黑附 薑三片

升麻鼈甲湯 治陰癍

升麻 當歸 甘草各一錢二分 蜀椒二十粒 鼈甲炙一錢 雄黃四分另研

水煎去渣調雄黃末服

補中滋榮湯

人參　川芎各七分　陳皮　柴胡　神麯　白术　茯苓　歸身各五分　砂仁　升麻各四分

補中益氣湯　方見內傷

癮疹

丹溪加減通聖散

川芎　當歸　麻黃　薄荷　連翹　白芍　黃芩　石膏　桔梗各一錢　滑石三錢　荊芥　梔子　白术

二錢 甘草八分

本方除防風硝黃加薑三片身疼加蒼朮羌活痰加半夏

消風散 治風熱丹疹

荊芥穗 炙甘草 陳皮 厚朴 藿香 蟬退 人參 白殭蚕 茯苓 防風 川芎 羌活

三一承氣湯

大黃 芒硝 厚朴 枳實 甘草 薑三片

內傷

內傷者，傷諸內也，飲食勞倦、七情六慾是也。外傷者，傷諸外也，風寒暑濕、霜雪雨露是也。內外之症治雖不一，而見症多同，診視者恍惚難辨。惟李東垣內外傷辨載之詳悉，予撮其大旨，擇其要者言之。同寒熱也，外感則寒熱齊作而無間，內傷則寒熱間作而不齊。同惡寒也，外傷則厚衣烈火而不除，內傷則一得溫煖而即解。同頭痛也，外感則連痛不休，內傷則乍痛乍止。外感則鼻塞不通，內傷則口變無味。外傷則手背熱内傷則手心熱外傷則語壯先輕後重内傷則語弱先重後輕外傷則人迎脉大於氣口一二倍内傷則氣口脉大於人迎一二倍又按陰陽應象論云天之邪氣感則害人五臟是八益之邪傷形而不傷氣有餘之症也當瀉而不當補又云水谷之寒熱感則害人六腑是七損之病傷氣而不傷形不足之症也當補而不當瀉故凡汗之下之吐之尅之皆瀉也温之和之養之調之皆補也辨别明白免致臨症有失

飲食所傷

經曰飲食自倍腸胃乃傷凡受者皆中氣不足宜補爲要但治法有先後不可倒施故初受之際積食未行遽用補益則治其壅塞增其痛苦勢反加劇必先用消食化痰行氣之藥保和枳實導滯丸待食行或吐或瀉或暗消宿食盡行然後用六和湯以蕩其未盡之邪調中湯以回其散失之氣健脾丸以復其本體之常斯調治有序而獲寧矣大抵此症有三等輕者因痰畏食積停滯頗少不痛不嘔只胸膈不快中

宮不清久則有塊或致嘈雜腸鳴重則食塡大陰壓住肝氣致肝氣不得上升肝者將軍之官其性猛烈故中脘大痛胃氣上升肝氣猛烈助之載食而吐則痛隨吐減或飲食過膈遂痛在中焦延及下焦則成瀉矣經云痛隨瀉減因而獲寧其至重者食停過多濁氣載食下不得泄胃氣虛衰上不得吐陰陽乖隔榮衛不通須臾危矣王氷所謂濕霍亂者生乾霍亂者死以無吐瀉故也

保和丸　治食所傷胸腹飽悶或食積痞塊多

服自漸消散脾胃虛者以補藥用之四君子等湯

山查五兩 神麯 半夏各三兩 茯苓 陳皮 蘿蔔子 連翹各一兩

右爲末淡薑湯和米糊爲丸加白术二兩即大安丸健脾消積最效

小保和丸 助脾胃剋化服此飲食易化

白术五錢 山查 神麯各二錢五分 陳皮 白芍各一錢五分

爲末蒸餅糊丸如菉豆大

枳朮丸 治痞滿消食强胃

白朮二兩 枳實一兩

共末用沸湯泡淸荷葉少頃去葉用湯老米糊丸

橘紅枳朮丸 治氣弱飲食不消心中痞悶

前方加橘紅一兩

曲蘖枳朮丸 治飲食太過飽悶不快

前方加神麯 麥芽各一兩

木香枳朮丸 治破滯氣能消飲食開胃

前方加木香一兩

半夏枳术丸　治冷氣内傷

前方加半夏一兩

三黃枳术丸　治傷肉食辛辣厚味填塞滿悶不快

前方加黃連酒炒　大黃酒蒸　神麯炒　橘皮各二兩　黃芩四兩

枳實導滯丸　治傷濕熱之物不得施化而作痞滿悶亂不安

大黃一兩　枳實　神麯各五錢　茯苓　黃芩　黃連

白术各三錢 澤瀉二錢

湯浸蒸并丸量强弱與服以利為度加木香檳榔各二錢名木香檳榔丸

六和丸

白术四兩 山查 神麯各二兩 陳皮 白芍各一兩 砂仁五錢 老米打糊為丸

參苓白术散 治脾胃虛弱飲食不進或嘔吐瀉利極大病後補助脾胃

人參 白术 茯苓 山藥 扁豆各一兩五錢 甘草

桔梗　薏苡　蓮肉各一兩

爲末每服一錢南棗湯調服

備急大黄丸　治心腹諸卒暴痛因飲食自倍

冷熱不調

大黄　乾薑　巴豆霜各等分

右末煉蜜擣丸如小菉豆大每服一二丸利爲度

勞倦内傷

經曰遠行氣衰少谷氣不盛上脘不行下脘不通而

胃氣熱熱氣薰蒸胸中故胸中熱又曰勞者温之損

者補之是知勞倦者因勞而致倦也經謂之解㑊故人有勞心者思慮無窮有勞力者筋骨𠎝憊軟致元氣下流心志慵懶四肢怠惰嗜卧怯行飲食少味急以補中益氣湯加杜仲枸杞温補不比傷飲食先消而後補也

補中益氣湯　治中氣虛弱飢困勞倦

人參　黄芪各一錢　白术　當歸各七分　陳皮　甘草　升麻　柴胡各五分

調中益氣湯　治脾胃不調而氣弱者

人參五分　黄芪　蒼术　木香二分　陳皮

升麻　柴胡　炙甘草

七情六慾所傷

七情者喜怒哀樂愛惡欲也六慾者耳目口鼻舌身意也若是者皆神思間病非若飲食勞倦之症猶有可消可温可補可調者比也故婦人得之欝而不舒多成勞病男子得之蓄而不解多成膈病雖然七情之中得禍至速者惟怒爲甚六慾之中得患最大者惟色爲先經曰大怒則令人暴絶煎厥使血菀於上

又云怒則氣逆常見人大怒之後血大妄吐得此患者當以氣升血亦升氣降血亦降卽用降氣制肝湯庶得氣平而愈難經曰損其腎者補其精素問云精不足者補之以味凡人色慾無節內損眞陰如木之損其根水之涸其源陰精旣虛相火自動故曰腎本屬水虛則熱矣心本屬火虛則寒矣腎脉貫肝膈入肺中循喉嚨係舌本腎火一動肝火隨之入肺成肺嗽入喉成喉痺而潮熱盜汗夢遺百病皆起病勢未劇猶可圖痊故制十味回生

降氣制肝湯

白芍一錢五分 當歸七分 前胡 厚朴 陳皮各六分 桂三分 蘇子 蘿蔔子各一錢 甘草 桑皮各五分 薑二片 棗二枚

回生丸

熟地四兩 山藥三兩 知母 丹皮各一兩五錢 枸杞 茯神 澤瀉 黃柏 山萸 杜仲各二兩

暑症

暑症脉虚身熱背惡寒而垢身多汗甚者悶亂不寧然亦有輕重之别故有冒暑有傷暑有中暑冒暑者黄連香薷飲益元散瀉者五苓傷暑者清暑益氣湯中暑者人參白虎湯清肺湯隨輕重而調治鮮有不效者昔張潔古以静而得之爲中暑中暑者陰症動而得之爲中熱中熱者陽症中暑其病必苦頭痛惡寒身形拘急使遍身之陽氣不得發越大順散熱藥主之動而得之爲中熱其病必大發熱大渴引飲汗

大泄乃爲熱傷肺氣白虎蒼术等湯凉藥主之噫暑與熱一病也柰何分動靜又分陰陽彼所謂深堂大厦而受寒凉使形體拘急此正四時傷寒稍一解表則陽氣自伸身熱自退安得以中暑名之况大順散本爲夏熱人多食凉水瓜菓故用此散以治中寒嘔逆耳與中暑何與若乎所謂中暑者即經所謂邪之所湊其氣必虛是也惟其人中氣已虛故邪熱得以深入是熱傷氣分也氣分熱傷則脉虛邪氣橫行則身熱壅上則面垢背惡寒是宜以傷暑中暑名之而

以重劑治之也其感之輕者則爲冒暑而以輕劑調之也若中熱之人中氣不虛故身雖受大熱此肌肉受之甚則延入腸胃或渴或瀉身雖燥熱而無倦怠脉必强盛而不虛弱是有餘之症也當用白虎清凉解毒之劑治之非若傷暑不足之症當清當補者比也故曰脉盛身寒得之傷寒脉虛身熱得之傷暑

其即避暑深堂大厦而受其寒凉之謂歟又曰脉虛身弱得之傷暑蓋暑傷氣而不傷形也其即氣虛之人暑邪深入之謂歟　外夏月有中暍一症類中暑

也但中暑心與小腸受之中暍太陽膀胱受之爲少異耳

中暑中熱辨

張潔古云靜而得之爲中暑動而得之爲中熱中暑者陰症中熱者陽症東垣云避暑熱於深堂大廈得之者名曰中暑其病必頭痛惡寒形體拘急若行人於日中勞役得之者名曰中熱其病必頭痛發熱大渴引飲予閱此而疑之者已歷年矣及觀溯洄集而得王氏之論深合予心其言避暑於深堂廣廈而得頭痛惡寒等症非暑邪也身中陽氣受陰寒所遏而作也此正四時傷寒之類安可

以中暑名之乎夫暑熱者夏令之大行也人或飢餓勞動元氣虧乏暑氣乘虛而入名曰中暑其人元氣不虛但酷熱侵傷名曰中熱其實一也今乃動靜分之所得何哉是論也實王氏心得之言悟於中暑中熱二義尚欠明悉予復補其遺意經曰脉虛身熱面垢背惡寒得之傷暑蓋以其人元氣本虛暑氣乘虛而入心脾二經故有脉虛身熱面垢燥渴背惡寒小便秘塞等症皆不足之症也若其人元氣不虛而遇此亢極之陽先侵肌膚漸入肺胃故成壯熱項痛肢

節腫痛大渴引飲脈洪而實此皆有餘之症也故治不足者清暑益氣湯清燥湯人參白虎湯皆補虛清熱之劑而發表通裏之治不得而與焉治有餘者仲景用麻黃桂枝石羔知母黃芩湯麻黃雖不宜於夏而治法大意可見丹溪用黃連香薷飲黃連解毒湯此皆發表清裏之劑而補益調養之治不得而與焉故活人書云夏月得病有四症傷寒傷風脈症互見中暑中熱疑似難明脈盛壯熱謂之中熱脈虛身熱謂之中暑此以脈之或虛或盛身之壯熱微熱辨之

也合而觀之則知中暑中熱惟有虛實之分斷無動静之別其不可以受寒凉而名中暑也益明矣或曰夏月又有中暍此又何別也予曰仲景云太陽中暍發熱惡寒身重而痛者成氏謂表中暍也脉弦細芤遲者成氏謂暑脉虛也小便已灑灑然毛聳手足逆冷者成氏謂太陽經氣虛也是可見暍與暑皆以虛而受熱其症二而一者也但暑中少陰心經暍中太陽膀胱經爲少異耳至於用藥皆以人參白虎湯暑暍二症豈相遠哉

香薷飲　治夏至後一切暑熱腹痛及霍亂吐

利煩心

香薷三錢　厚朴　扁豆一錢五分　冷服

黃連香薷飲　治症同前即前方加黃連七分

治胃暑腹痛瀉水腸鳴惡心

十味香薷飲　治伏水身體倦怠神昏頭痛吐

利

香薷一錢　人參　陳皮　白朮　茯苓　扁豆

黃芪各七分　木瓜　甘草　厚朴各三分

清暑益氣湯　治長夏濕熱炎蒸四肢倦怠精神減少身熱氣高煩心便黄渴而自汗脉虛者甚良

人參　黄芪　當歸　白术　升麻
陳皮　甘草　乾葛　麥冬　黄柏
澤瀉　五味　青皮　蒼术　神曲

清燥湯

黄芪一錢五分　蒼术一錢　白术　陳皮　澤瀉　人參
茯苓　升麻　麥冬　當歸　生地　神麯　猪苓

黃柏　柴胡　黃連各三分　五味九粒　炙甘草二分

水煎空心服

人參白虎湯　治暑月中熱汗出惡寒身熱而渴脉虛宜服

人參一錢　石膏三錢　知母一錢五分　甘草

黃連解毒湯

黃連　黃柏　黃芩　梔子　煎服

益元散　治中暑身熱煩渴小便不利此藥能燥濕分利水道實六腑化熱毒行積滯逐凝血

補胃降火之要藥也

滑石六兩　甘草一兩

爲末或燈草湯或井泉水調服

五苓散方見瘟疫

生脉散

人參　麥冬各一錢　五味五分

孫眞人曰夏月必服五味子以補五臟氣東垣曰夏月服生脉散加黄芪甘草令人多氣力

清肺湯

黄芩 當歸 麥冬 連翹 防風 茯苓 桔梗

生地 甘草 桑皮 紫蘇 前胡

燥症

經曰諸澁枯涸乾勁皴揭皆屬於燥然燥有二義惟肺無所剋則得其清肅之令肺有所資則得其化生之源故靈樞經曰上焦開發宣五谷味充膚澤毛若霧露之漑是之爲氣是氣也即肺之氣也是無所剋而得其清高之令也經曰飲入於胃游溢精氣上輸於脾脾氣散精上歸於肺是有所資而得其化生之源也由是肺液日生通調水道内潤臟腑外澤皮膚何燥之有惟天北方之水既虧則南方之火自旺火

能剋金金不清肅此一義也又或胃氣下溜莫能輸脾脾氣濡弱莫能輸肺是母不養子子無化生此又一義也由是津液日耗枯涸日生肌膚不澤臟腑不榮皮聚而毛落皴揭而血出其燥也極矣原病式獨言火盛剋金水液衰少以致澁燥而未及母不榮子之義今并及之始悉治法宜壯水之主以制陽光則金無所剋養脾之精以滋肺液則金有所資養血潤燥斯獲全功矣

壯水之主方

當歸 白芍各八分 懷地一錢 黃柏五分 知母七分
川連四分 山藥 山萸各一錢 甘草三分 天冬
枸杞各七分

養脾之精方

人參七分 白术 扁豆 山藥 蓮肉
當歸各一錢 葛根七分 藿香三分 五味七粒 炙甘草
陳皮各五分

生血潤燥湯

當歸 生地 熟地 黃芪 天冬 麥冬各一錢

五味九粒　片芩　瓜蔞　桃仁各五分　紅花三分

升麻

如大便燥結加麻仁郁李仁各一錢肺熱有氣息

加紫菀茸八分

瓊枝膏　治血虚皮膚枯燥及消渴等症　眞

酥油一斤生薑擣取眞汁生地二十斤洗淨熟

擣取汁去渣　鹿角膠一斤　白砂蜜二斤一

二沸去上面沫

右先以文武火熬地黃汁數沸以絹濾取淨汁又

煎二十沸下鹿角膠次下酥油及蜜同煎良久候

調如錫以磁器收貯每服一二匙空心温酒調服

天門冬膏　治血虚肺燥皮膚折裂及肺痿咳

膿血症

天門冬新者不拘多少

右一味洗净去皮心細擣絞取汁澄清以布濾去

渣用砂鍋文火熬成膏空心温酒服一二匙

東垣當歸潤燥湯　治小便多大便秘結能喜

温飲陰頭退縮舌燥口乾眼澁難開及於黑處

見浮雲

細辛二分 甘草 熟地各三分 柴胡七分 黃柏 知母

石羔 桃仁泥 當歸 麻仁 防風 荆芥各一錢

升麻一錢五分 紅花二分 杏仁七分 小椒三立

食遠熱服忌辛熱

生津甘露飲一名清涼飲子 治消中能食而

燥瘦口乾自汗大便結燥小便頻數

升麻四分 防風 黃芪芩 防巳 生地

當歸各七分 柴胡 羌活各六分 炙甘草

甘草　龍胆草各三分　石羔一錢　知柏

紅花　桃仁　杏仁各五分　加酒一二匙

通幽湯　治大便燥結在幽門以辛潤之

生地　熟地各五分　炙草　紅花各三分　當歸

升麻　桃仁各一錢

潤腸丸　治脾胃中伏火大便秘澁或乾燥不通

桃仁　麻仁去殼各一兩　當歸稍　大黃　羌活各五錢

煉蜜丸桐子大

用効潤腸丸

麻仁二兩　郁李仁一兩　陳皮三錢　當歸稍一兩五錢　枳殻三錢

煉蜜丸此方不用大黄不損中氣老人及虛弱人遇便結俱宜

濕症

濕有自外而得者有自内而生者有風濕相搏者有濕熱相搏者有獨傷於寒濕者要略曰太陽病關節疼痛而煩脉沉而細者此爲中濕東垣曰地之濕氣感則害人皮肉筋脉故卑濕之地濁氣薰蒸坐卧其上百體傷感此自外而得之也經曰諸濕腫滿皆屬脾土故人洒水過多生冷無節脾土頻傷遂成脹滿此自内而生也先傷於風後傷於濕而爲風濕相搏者先微汗以散其風後用五苓二妙以散其濕若大

發汗則風去而濕不去濕愈成着入腑臟矣又有先傷於濕後傷於熱而爲濕熱相搏者蓋熱勝則傷血血不養筋故大經短輭而爲拘攣濕勝則傷筋筋不束骨故小筋弛長而爲痿當先用清凉以散其熱後用疎利以行其濕斯有次而獲愈矣又有冬月初春人居寒濕之地寒氣襲人濕乘机入經曰寒濕之中人也令人皮膚不收肌肉堅緊榮血澀衛氣去故曰虛急宜以四逆湯加蒼术羌活温以散之否則與中寒相等而患不小矣此五症者皆寃濕家之所不容

廢也

附濕熱相生論

丹溪曰濕土生痰痰生熱又曰濕生熱熱傷血是熱亦有因濕而生者醫林類集云熱氣薰蒸水液不行日久成濕是濕亦有生於熱者故治濕者見大便奔急小便淋澁胸腹燥滿此濕中有熱也治濕而宜兼治熱也治熱者見有脉細而首如裹後重而糞稀溏此熱中有濕也治熱而宜兼治濕也外有燥熱者目赤口乾便秘煩燥又當潤藥以潤其燥非治濕熱者

論也

附燥熱濕熱不同論

病有燥熱者有濕熱者夫熱一也而有燥與濕之不同何哉易曰水流濕火就燥然則燥濕之義其來遠矣今按燥熱多屬心火而成濕熱多屬脾濕而致劉河澗曰將息失宜心火暴盛然暴盛之後雖成眩仆而暴盛之勢橫行腸胃津液消亡遂成秘結斯時也芩連枝柏百劑何補必也潤之乎故輕則通幽湯潤腸丸重則三一承氣湯不數劑而獲愈矣丹溪曰濕

土生痰痰生熱熱在腸胃之外濕在腸胃之中故大便稀溏而後重下迫茲時也八物十全百劑何益必也燥之乎故輕則茯苓散濕湯倍加蒼朮羌活重則羌活勝濕湯倍加苓連梔子亦不數服而卽愈矣由是觀之則知燥者潤之譬則火燔熾而有水以制之也濕者燥之譬則水濡滲而有土以制之也五行之理不精辨之可乎雖然燥者潤之固矣不有養血以爲之本乎蓋養血則陰氣日生陽不獨旺血液流行腸胃滋潤何燥結之有哉濕者燥之固矣不有健脾

以爲之本乎健脾則宗氣日舉榮衛流通熱化爲汁濕化爲溺又何濕熱之有哉

羌活勝濕湯　治濕從外受一身盡痛肩背不可回顧此太陽氣鬱而不行以風藥散之脊痛項强腰似折此太陽經不通行此藥主之

羌活　獨活各一錢　藁本　防風　炙甘草　川芎各五分　蔓荆子三分

食前温服如身重腰痛沉沉然經中有寒濕也加酒洗漢防已五分

二陳湯　治脾胃虛濕從生者本方加羌活蒼术酒芩木通散風行濕最妙

平胃散　治濕淫於内脾胃不能尅制有積飲痞膈中滿

蒼术　厚朴　陳皮　甘草

四苓散　治濕生於内水瀉小便不利本方加茵陳名五苓散治飲食内傷停濕胸滿㾊脹發黄本方加羌活名加味五苓散治濕勝身痛小便不利體重發渴

二妙散 治濕熱腰膝疼痛

黃柏乳潤一宿 蒼朮米泔水浸七日

等分爲末或丸空心水酒服三錢

四逆湯 治獨傷寒濕症加羌活蒼朮溫以散之煎熱涼服

茯苓滲濕湯 治濕鬱成黃疸寒熱嘔吐而渴身體面目俱黃小便不利不思食莫能安卧

黃連 黃芩 梔子 防已 白朮 蒼朮 陳皮 青皮 枳實各四分 赤苓 澤瀉各五分 茵陳六分 猪苓

防已黃芪湯　治風濕脉浮身腫汗出惡風或週身疼痛

白术二錢　黃芪　防已各三錢　甘草　薑三片棗二枚

金不換正氣散　治受山嵐障氣及出遠方不服水土吐瀉下利

蒼术　半夏各八分　厚朴　藿香各四分　陳皮五分　甘草　薑一片

火症

火何自而起乎氣不得其平也五臟六腑皆有氣得其平則榮衛冲和臟腑舒暢何火之有苟一經之氣失其常度致有冲逆搏擊乖隔沉滯此火所由起也火在諸經或一經之自病或別經之見尅或二經之遺病或數經之合病然亦有虛火實火相火燥火濕火鬱火猛烈之火無名之火皆不可不知也嘗見忿憧生肝火憂慮生肺火焦思生心火勞倦生脾火思想無窮生腎火此五者皆本經之自病也本經自病

則治本經尤防別經相剋心火太過必剋肺金清肅之令衰矣肺經太過必剋肝木發生之氣萎矣肝木太過必剋脾土化生之源墮矣脾土大過必損腎水津液之源涸矣腎水太過反助心火君主之官奪矣此五者別經之相剋也別經相剋則治在別經尤加救本經之藥其二經之遺病者何也如肺有火咳嗽日久必遺熱於太腸成泄瀉矣如脾有火口渴口乾必遺熱於胃則脹滿生矣如心有火炎灼日久必遺熱於小腸則成小便淋閉如肝有火脇痛日久必遺

熱於胆則成汁溢而口苦如腎有火溢汗遺精必遺熱於膀胱則成白濁淋瀝此則治在臟而腑病自消焉又或有數經之合病者端緒難尋攻伐未易此則當擇其尤重者而切治之審其先發者而專攻之或上病而下取之如目疾赤腫大痛用防風通聖倍硝黄以瀉下焦之類是也或下病而上取之如下焦寒泄灸百會穴以舉散下焦之寒是也此精微之理寓其中非深造者莫之悟也火症有實火焉心火燔灼胃火助之而元氣未損真精未虧或因醇醪藴熱或

因暴熱外侵目赤喉痛胸滿氣喘宜正治之所謂袪熱不遠寒是也如黃連解毒白虎天水導赤瀉白左金承氣皆治實火當審經而選用中病則止毋過劑以損真陽有虛火焉東垣曰飲食所傷勞倦所損或氣高而喘身熱而煩或脉洪大而頭痛或口發渴而身熱症象白虎但脉虛而不長也以實火治之立殞惟當以甘溫補其中兼甘寒以瀉其火則愈故立補中益氣湯以補之調中益氣湯以調之當歸補血湯以養之皆善又有相火焉相火者原無定位寄於肝

腎二經之間乃下焦胞胳之火元氣之賊也相火一動便上肝膈入肺中循喉嚨係舌本令人身熱咳嗽咯血遺精肌肉消削此雷龍之火非芩連梔子硝石之所能治也必於河間所謂養血益陰其熱自退丹溪所謂滋陰則火自降王氷所謂壯水之主以制陽光此皆救本之治乃所以深治之也又有燥火焉燥火起於血衰血衰則榮衛澁滯臟腑不潤腸胃行遲大小便秘結時也芩連梔柏百劑無補必也其潤之乎急則治其標通幽湯八正散潤腸丸潤之於先緩

則治其本四物湯桃仁麻仁郁李仁白砂蜜潤之於後庶幾血可生燥可澤而火可痊矣有濕火焉濕生乎熱熱生乎濕濕熱相生多成脹滿或痿與鼓從而生焉故有大便久秘及更衣則又溏甚茲何以故蓋熱在腸胃之外故秘濕在腸胃之中故溏此當用東垣勝濕湯重加芩連少加五苓并二妙散香連丸斯濕熱兼治之矣有猛烈之火丹溪所謂火盛不可驟用寒凉須以生甘草兼瀉兼緩蓋恐撲之而愈張抑之而愈揚惟和以養之則猖狂自定誠妙論也又有

鬱火焉鬱火抑遏於脾土之中東垣用升陽散火湯

以汁之所謂火鬱發之者是也若眞元眞陰虛憊皆

不可發愼之愼之又有無名之火一發即不知人或

狂言失志或直視聲鳴或手足瘈瘲或目閉無言或

發數日而終者或一發便脫者或卧枕而逝人不及

知者既無經絡之可尋又無脉症之可據即內經所

謂暴病暴死皆屬於火非是之謂歟或問諸症皆數

明其理而火症獨諄諄千言不置此何以故予曰江

南之病惟火十居八九醫者視爲泛常朦朧處治乖

謬殊甚予經歷此症數十年故以躬行實踐詳着此論以爲後學引進云耳有志深造者自有素問難經在焉

黃連解毒湯 方見暑症

白虎湯 方見瘟疫

導赤散 治心熱小便黃赤

生地 木通 甘草 各等分煎服

三黃瀉心湯 治心痞實熱狂躁面赤

黃連 黃芩 大黃 各等分

左金丸　治肝臟火實左脇作痛

黃連一兩　吳茱萸五錢　粥丸白朮陳皮湯送下

瀉白散　治肺火爲患喘滿氣急

桑白皮　地骨皮　甘草各一錢

瀉黃散　治脾家伏火唇口乾燥

藿香二錢　山梔一兩　石膏五錢　甘草三兩　防風四兩

益元散　治六腑有實火上煩渴下便閉赤澁

卽六一散

凉膈散　治火鬱上焦大熱面赤方見中風

三補丸　治三焦有火嗌喉乾燥小便赤大便閉結

黃連　黃芩　黃柏等分

三黃丸

大黃　黃連　黃芩　水丸

補中益氣湯　治虛火衝發

調中益氣湯　治虛煩方俱見內傷

君火即心火亢極宜以實火心經藥處治心火挾虛者宜用後三方

天王補心丹　寧心保神益血固精壯力强志令人不忘清三焦化痰涎降煩熱定驚悸療嗌乾口苦育養心血

人參　玄參　杜仲　天冬　遠志　熟地　百部　桔梗　丹參　柏子仁　五味　甘草　茯神　茯苓　麥冬　菖蒲　酸棗

等分蜜丸弹子大

安神丸

黃連一錢五分　硃砂　生地　歸身　炙甘草各五分

爲末湯浸蒸餅丸黍米大每服十五丸食後津液嚥下

茯苓補心湯

當歸　川芎　白芍　生地　茯苓

治相火方

大補丸　治腎火從臍下起者腎火衰也

黄柏炒褐色爲末　水丸氣虛四君子湯下血虛四物湯下

滋腎丸　治腎火起於湧泉之下

黄柏十兩酒浸知母六兩酒浸煉蜜爲丸

坎離丸　生津益血升水降火明目清心

當歸　白芍　熟地　菊花　枸杞　黃柏　知母

煉蜜丸如梧桐子大

治燥火方

通幽湯方見燥症

八正散　治大便秘小便澁

大黃　瞿麥　車前各一錢　木通　扁蓄各八分　滑石二錢

梔子七分　甘草五分　燈心七根

潤腸丸　治大便不通方見燥症　四物湯本方

加桃仁麻仁郁李仁 方見中風

治濕火方

羌活勝濕湯 方見濕症

五靈散 治濕得便利濕自去矣 方見瘟疫

二妙散 方見濕症

香連丸

治鬱火方

升陽散火湯 治食冷鬱遏陽氣於脾土之中火鬱則發之義也

火鬱湯 方見鬱症

升麻 葛根 羌活 獨活 人參 白芍各五錢 柴胡八分 防風二錢五分 甘草二錢 炙甘草三錢

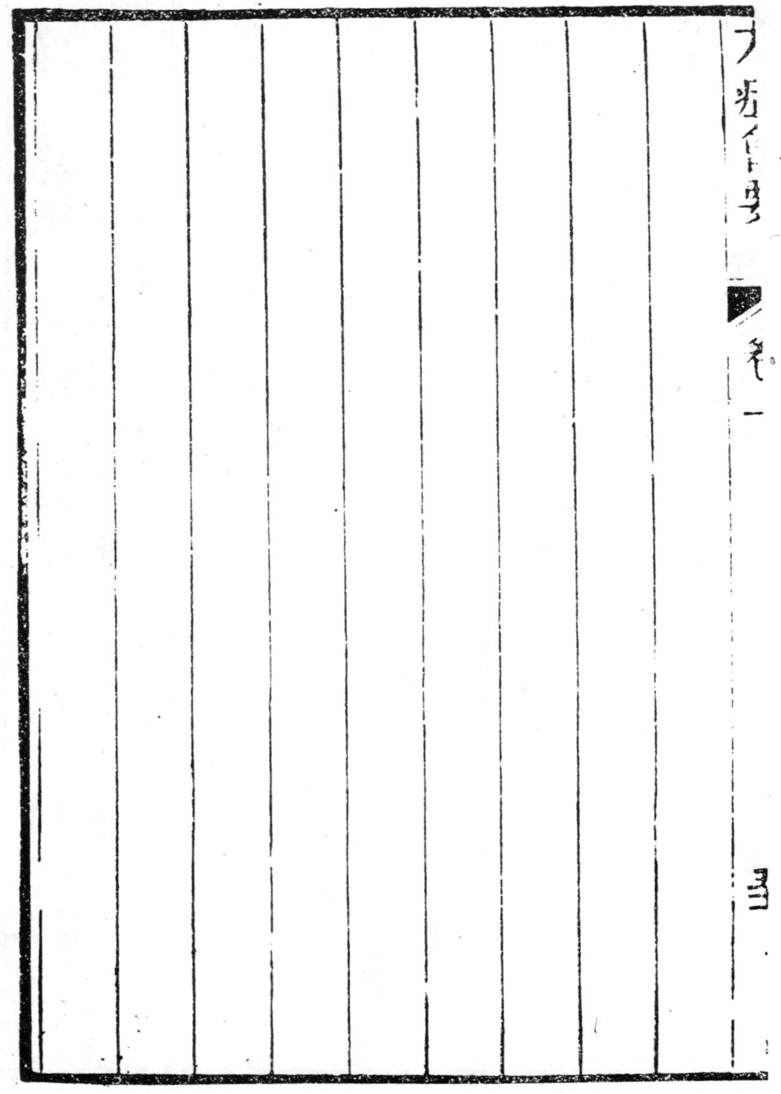

鬱症

內經曰木鬱達之謂吐之令其條達也瓜蒂散鹽湯探吐火鬱發之謂汗之令其疏散也升陽散火湯土鬱奪之謂下之令無凝滯也三承氣湯備急丸金鬱泄之謂滲泄解表利小便也麻黃葛根湯小柴胡四苓散水鬱折之謂抑之制其衝逆也大補丸滋腎丸此治五鬱之大旨也丹溪曰氣血冲和百病不生一有拂鬱諸病生焉謂鬱有六症氣濕血痰火食也

氣鬱者其狀胸滿脇痛脈沉澁治用二陳加香附蒼

术撫芎　濕鬱者遍身走痛或關節痛　陰寒則發
脈沉細緩頭重痛治用升陽除濕湯　血鬱者四肢
無力能食便血脈沉濇芤治用四物加桃仁紅花青
黛芎附　痰鬱者動則喘寸口脈沉滑二陳加海石
南星香附瓜蔞仁化痰丸　火鬱者目瞀小便赤澁
脈沉數二陳加梔子青黛香附蒼术撫芎　食鬱者
噯酸胸滿腹脹不能食左寸脉平和右寸脉緊盛二
陳加香附蒼术山查神麯麥芽保和丸　鬱者結聚
而不散不發越之謂故治鬱當以順氣爲先消積次

之通用越鞠丸六鬱湯諸鬱脉皆沉沉則爲鬱但兼血氣痰火濕食芤濇滑數緩緊之不同耳鬱在上則見於寸鬱在中則見於関鬱在下則見於尺諸鬱用藥春加防風夏加苦參秋冬加吳茱凡鬱在中焦以蒼朮撫芎開提其氣以升之假令食在氣上氣升則食自降

越鞠丸　通治諸鬱

香附　蒼朮　撫芎　梔子　神麯

等分水丸菉豆大

六鬱湯　治諸鬱

陳皮一錢　半夏　蒼术　撫芎各一錢　赤茯苓　梔子　香附　炙甘草　砂仁各五分　薑三片

氣鬱加烏藥木香檳榔紫蘇乾薑倍香附砂仁　濕鬱加白术倍蒼术　火鬱加黄連倍梔子　痰鬱加南星枳殼小皂莢　血鬱加桃仁紅花牡丹皮　食鬱加麥芽神麯山查

瓜蒂散　治木鬱方見中風　及鹽湯探吐法燒湯温服探吐

升陽散火湯　治火鬱方見火症

火鬱湯　火鬱者內熱外寒脉沉數

羌活　葛根　升麻　白芍　人參各七分　柴胡　甘草各三分　防風　葱白五根

大承氣湯　土鬱者痞滿燥實脉來有力而實宜用此方方見瘟疫

備急丸　治土鬱

麻黄葛根湯　金鬱者喘滿脉浮

麻黄　葛根一錢　赤芍　淡豉半勺

小柴胡湯方見瘟疫

四苓散方見濕症

滋腎丸　治水鬱方見火症

二陳湯　治氣鬱

大補陰丸　水鬱者腰腹痛足下熱

黃柏一味炒褐色丸服

升陽除濕湯　治濕痰火食四鬱

升麻　柴胡　防風　神麯　猪苓　澤瀉五分　蒼术一錢　陳皮　炙甘草　麥芽三分

食後温服

四物湯加桃仁紅花治血鬱方見中風

痰症

痰者津液所結火煉成痰葢無火之人津液四布滴入心泡變赤則成血矣惟有大熱薰蒸則津液煉成痰輕者治之火漸降痰漸消血漸生尤可安矣重者不生血而生痰勞病是也然痰症不同有燥痰有濕痰濕者燥之南星半夏蒼术枳實之類燥者潤之瓜蔞杏仁貝母花粉海粉之類大法痰在上焦宜湧吐中焦宜解化下焦宜攻利當分虛實爲急虛者可補如六君子通治氣虛生痰四物湯加貝母通治陰虛

生痰實痰可攻如瓜蒂散吐風痰益元散治酒熱痰保和丸攻食積痰神朮丸救痰飲滾痰丸化痰丸下諸痰從齒門泄去惟實人宜用虛者悞服立殞外有婦人鬱怒心火亢甚津液生痰不生血致肌爍不月要畧謂昔肥今瘦者痰也亦宜四物湯加開鬱清心順氣之劑稍兼化痰總之治痰者必以健脾爲主順氣爲先蓋健脾則痰運氣順則痰行健脾補中用參苓白朮散八味丸是治其本也然須看痰火孰急火盛先治火痰盛先治痰但不可虧損其眞氣致難收

功丹溪云痰在脇下非白芥子不能達痰在四肢非竹瀝不能行脉浮當吐二陳湯管一身之痰咸致論也又曰治痰用利藥過多致脾氣虛則痰易生反多又曰虛弱人中焦有痰胃氣亦賴以養不可盡攻盡攻則愈虛而愈劇又不可不知其他症變多端王隱君論議備悉學者最宜潛玩枳實瀉痰有衝墻倒壁之功黄芩治痰假其下火也天花粉大能降上膈熱痰海粉能降熱痰能燥濕痰能消頑痰　師云痰火日久脉氣漸虛醫家用參芪以助元氣脉愈虛溢甚

至加促倦弱益甚此其故何哉細思其故脉屬於血氣以鼓之古衇字以血字在旁意可想見今痰火日盛血液漸衰火助陽旺陰氣將竭用參芪則陽愈盛陰愈虛脉遂或濇或促或微或代醫不察理堅用補陽之劑危亡立待或有延捱數月終難收功

諸症挾痰歌

水谷消磨氣血成滋榮脉絡壯元精七情四氣時冲逆脾胃旋傷惰運行胃口從茲留宿飲致令精液作痰凝因而隨道皆壅塞却是痰涎滯在經或癢或麻

或痛痺或留肌膜結瘤瘿皮間腫痛燔如火心下寒疼冷似氷流入脇稍成癖積行成髀骱作酸疼或如棉絮如梅核或若桃膠蜆肉形吐不出而嚥不下分明鬱積在胸間或爲喘滿心嘈雜嘔吐痰涎碧甸清攻上頭時眩運倒眼瞤目禁耳中鳴嗌喉閉塞牙関緊嗳氣吞聲嘔逆頻夜卧不安奇怪夢遊風腫痛并無名怔忡健忘時驚怖顛走痴呆不識人久瀉腸枯形積垢中風癱瘓失聲音女人白帶男兒濁經血愆期赤白淋茬苒做成癆瘵病風癇瘓癱手攣筋遍身

習習如芒刺一線寒穿背脊心如斯怪異延纏病都是痰涎裏面生　蓋痰爲患在心經則昏冒不知人在肝經則脇脹眩運在脾經則成泄瀉在肺經則喘不休在腎經則骨軟腰僊骨軟腰僊

二陳湯　治濕痰管一身之痰方見中風

六君子湯　治氣虛生痰

四物湯　治陰虛生痰

瓜蒂散　治風痰

天水散　治酒痰即六一散

保和丸　治食積痰方見内傷

神术丸　治痰飲

蒼术一斤米泔水浸　生芝麻五錢用水二鍾研細取汁　小大南棗十五枚去核用肉

蒼术焙乾爲末後用芝麻漿及棗肉和勻如梧桐子大

滾痰丸　治濕熱食積成窠囊老痰

大黃　黃芩各半斤　沉香五分　礞石一兩炒黃

右細末滴水丸黍米大每服四五十丸度人强弱

加減丸數

化痰丸

南星　半夏　蛤粉　貝母　瓜蔞　香附　杏仁

青黛

右以前六味研細宜用去皮皂角搗碎濃煎汁擂杏仁泥以薑汁和蒸并丸如菉豆大再用青黛為衣每服五十丸薑湯下

潤下丸　治上吐痰下瀉痰

陳皮一斤去白鹽水洗　甘草二兩炙　丸如菉豆大

參苓白术散

八味丸　治腎經痰

熟地　山藥　山萸各四兩　茯苓　澤瀉　丹皮　附

一錢　桂

煉蜜丸如梧桐子大

三子養親湯　治年高痰盛氣實

蘇子　白芥子　蘿蔔子　煎服

清氣化痰丸　治痰火通用

陳皮　杏仁　枳實　黄芩　瓜蔞　茯苓　胆星

製半夏　薑汁爲丸

黄芩利膈丸

生黄芩　炒黄芩　半夏各一兩　澤瀉　黄連　胆星

枳壳　白术　陳皮各五錢　白礬一錢

右爲細末湯浸蒸餅入薑汁丸如梧桐子大每服

一錢二分蘿蔔湯下

咳嗽

内經曰秋傷於濕冬生咳嗽河間曰咳謂無痰而有聲肺氣傷而不清也嗽謂無聲而有痰脾濕動而生痰也咳嗽謂有聲而有痰蓋因傷於肺氣動於脾濕咳而且嗽也然嗽症不同有因風寒暑濕之邪傷肺而嗽者此外因也必顯症於外鼻塞聲重惡寒是也治法因風寒嗽者三拗湯加知母脉浮大有熱加黄芩生薑喘嗽遇冬則發此寒包熱也解表則熱自除感冷則嗽者膈上有痰二陳湯加枳殻黄芩桔梗蒼

木麻黄木通生薑有鬱火於肺而嗽者有聲無痰面赤是也俗名爲乾咳嗽難愈治法夏月火炎上嗽最重宜用芩連梔子上半日嗽多胃中有火知母石膏降之午後嗽多者屬陰火盛四物加知母黄柏麥冬五味黄昏嗽多者火氣浮於肺不宜用凉劑五味五倍斂而降之早晨嗽多者此胃中有食積至此時火氣流入於肺中宜知母地骨皮淸之有濕痰嗽者嗽動便有痰聲痰出嗽止是也治法用二陳加南星貝母竹瀝海石海粉青黛瓜蔞痰因火動逆上作嗽者

先治火宜梔柏芩連後治痰用前藥通用清氣化痰丸有陰虛嗽者其氣至下而上多重於夜分是也治宜四物合二陳順而下之加梔柏尤佳有勞嗽者盜汗出兼痰多作寒熱乾嗽聲啞痰中有血絲紅點是也治宜補陰清肺嗽而痰中帶紅點者四物湯加知柏五味人參麥冬桑皮地骨皮陰虛勞嗽通用百部款花紫菀百合沙參麥冬五味知柏芩芍生地内熱骨蒸加地骨丹皮又有肺脹嗽者動則喘氣急息重是也肺因火傷遂鬱遏脹滿治主收斂用訶子爲君

佐以香附海粉青黛杏仁之類咳嗽左不得眠者肝脹宜小柴胡加青皮白芍藥川芎當歸入嗽藥右不得眠者肺脹宜桔梗枳殻瓜蔞黄芩甘草少入青皮白芍以上二症皆難治嗽而脇痛者宜用青皮疏肝氣有因火盛久嗽成肺癰肺痿者則雲門中腑作痛吐咯膿血臭穢不可近是也治癰用丹溪桔梗湯治痿宜養氣養血清金用丹溪海藏紫菀湯知母茯苓湯大抵咳嗽有痰居多治嗽者當以治痰爲先治痰者當以順氣爲主故以南星半夏利其痰而嗽自愈

枳壳橘紅順其氣而痰飲自除凡諸嗽須分新久用藥如肺虛久嗽加五味子款花紫菀兜鈴之類補之若肺實有火邪者宜桑皮花粉片芩杏仁枳壳桔梗之類瀉之夏月嗽而發熱者謂之熱嗽小柴胡加石膏知母冬月嗽而發寒熱者謂之寒嗽小青龍加杏仁凡嗽春是春升之氣夏是火炎於上秋是濕熱傷肺冬月風寒外束用藥發散之後必以半夏等藥逐其痰庶不再作

一傷寒有水結胸嗽者宜小青龍小半夏茯苓湯嗽

脉宜浮滑忌弦數細濇　一傷風寒咳嗽七日内必大嗽七日後必生清痰痰稠吐出則嗽方愈風寒的方可用三拗湯加桔梗紫蘇　一産婦傷風嗽治宜驅風散邪帶表四物湯加風邪未盡即行補法令嗽不止久久成勞則難治矣　一勞嗽上嗽下泄一用嗽藥嗽雖止則瀉又盛服香連丸瀉雖止又復嗽盛其故何也葢肺與大腸爲表裏此臟腑俱病不可兼治者死　一久嗽肉脱者用嗽藥多不效補中健脾則嗽止此子虚補其母以脾主肌肉病有本而標之

之意也然病多不救經曰大肉巳脫九候雖調尤死是也　一陰虛火動發而爲喉痺者啞者不治嗽而大便泄者難治嗽而發熱不止者難治　一新嗽易愈久嗽難愈所以難愈者由病邪傳變而入深也

一肺癰作痛肺痿不痛痿病重而癰病稍輕俱難治

二陳湯　四物湯方俱見中風

清氣化痰丸方見痰症

小柴胡湯　治肝脹嗽加青皮白芍芎歸方見瘟疫

三拗湯　治風寒嗽亦治水結胸嗽

麻黄　杏仁　甘草

風寒加知母脉浮大有熱加片芩

喘嗽遇冬則發方　此寒包熱也解表則熱自

除

枳殼　桔梗一錢　麻黄　防風五分　甘草　陳皮

紫蘇　木通　黄芩各七分　嚴寒去芩加杏仁五分

瓊玉膏　治乾咳嗽

生地四斤　茯苓十二兩　人參六兩　白蜜二斤

四共熬成膏

補肺湯　治咳嗽肺虛

人參　黃芪　五味　紫菀　熟地　桑皮

加龍眼四枚煎服

潤肺湯　治嗽而失聲

訶子　五味　甘草　黃芩

人參清肺散　治痰嗽嗌乾聲不出

人參　陳皮　半夏　桔梗各一錢　麥冬　五味十粒

茯苓　桑皮　知母　骨皮五分　枳殼　杏仁

黃連八分　款花七分　貝母一錢五分　薑三片

桔梗湯　治肺癰咳嗽膿血嗌乾小便赤大便澁

桔梗　貝母　當歸　瓜蔞　枳殼　桑皮　薏苡　防已一錢　甘草節　杏仁　百合五分　黃芪一錢　薑一片大便秘加大黃一錢小便赤加木通一錢

海藏紫菀湯　治咳中有血虛勞肺痿

人參　茯苓各一錢　紫菀　阿膠各五分　知母　貝母各一錢五分　桔梗　甘草　五味　蓮肉四個

知母茯苓湯　治咳嗽不已往來寒熱自汗肺

痿

茯苓　甘草　知母　五味　人參　薄荷　半夏

柴胡　白术　欵花　桔梗　麥冬　黄芩　川

芎　阿膠四分加薑二片

小青龍湯　治水結胸乾嘔發熱而喘咳

麻黄　防風二錢細辛　乾薑　甘草　桂枝

五味　半夏

温肺湯　治肺感傷邪咳嗽吐痰

陳皮　半夏　五味　乾薑　桂心　杏仁　細辛

阿膠　炙甘草　加薑三片棗二枚溫服此方冬月寒冷之時觸冒寒邪而未鬱熱者極效如久咳嗽鬱熱者切不可用

芥子散　治小兒咳嗽

白芥子五錢　橘紅　胆星　香附各二錢五分　枯芩　青黛　麻黃各二錢　杏仁三錢　蘇梗　桑皮　貝母各一錢五分　蘿蔔子三錢五分　硃砂爲衣

三仙丹　治男婦久嗽不止

桕枝　槐子　生礬

等分爲末麵糊丸如桐子大每服百丸臨卧冷茶

下

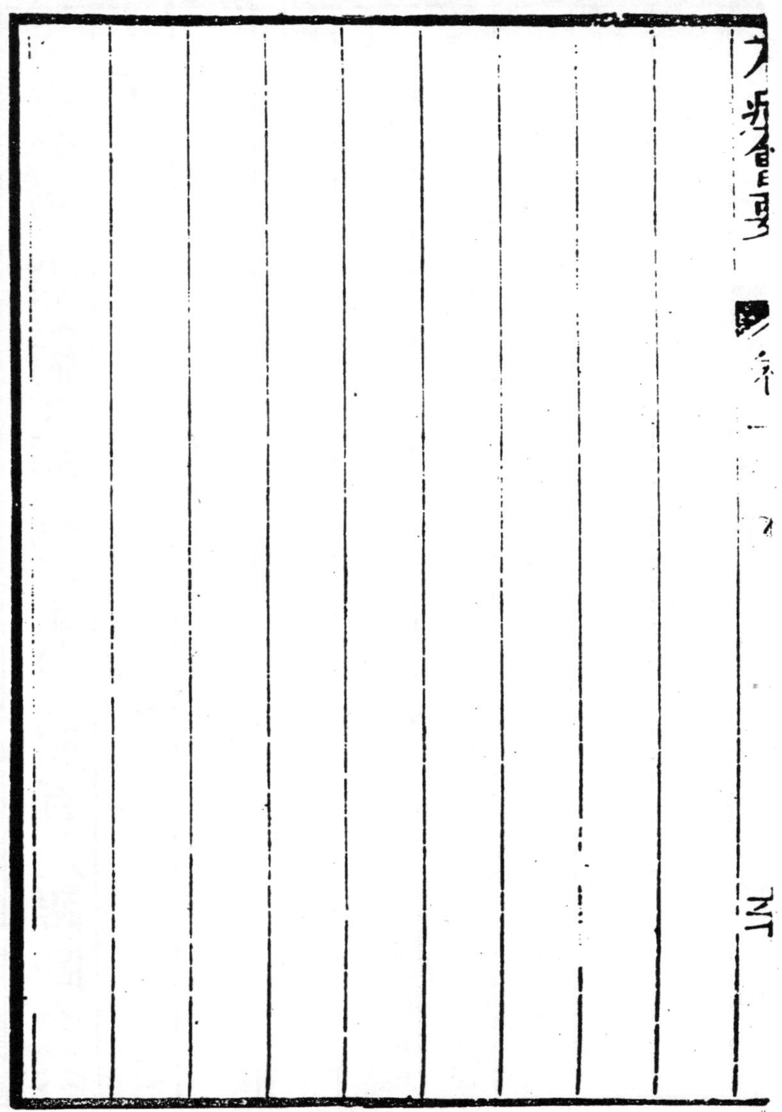

方症會要卷二目錄

哮喘　瘧症附似瘧
霍亂　泄瀉
痢疾　嘔吐
膈噎　饐逆
吞酸吐酸　嘈雜噯氣
痞滿　腫脹
鼓症
積聚痞塊癥瘕痃癖腸覃石瘕

大清會典 圖 卷二

哮喘

肺爲五臟華蓋主持諸氣肺氣受傷呼吸之息不得宣通則哮喘之病生焉哮以聲响言喘以氣息言喘促喉中如水雞聲者謂之哮氣促而連續不能以息者謂之喘喘有虛實皆由痰火内鬱風寒外束而致風寒外束而喘者此外感有餘脈多浮大宜解表而喘自除九味羌活加減有風痰上逆作喘喘動便有痰聲脈多浮滑治先降氣氣降則痰清二陳加痰藥有火炎上喘者乍進乍退得食即減食已即發此胃

中有實火膈上有稠痰有餘之喘也脉洪數疾二陳加芩連梔子不可作胃虛妄投燥熱藥有陰虛者自臍下火起上逆而喘脉弦數細四物加知柏芩有氣上逆而喘者蘇子降氣湯氣虛及病久者脉軟弱無力宜補中益氣六君子湯或五味子湯加白术或生脉散加阿膠氣實因服補藥而喘者三拗湯有水逆作喘者脉沉濇宜小青龍半夏湯但氣虛發喘必自汗出陰虛發喘者疾行則喘甚靜坐則喘息此秘驗也凡人喘未發時以扶正氣爲主已發以攻邪爲主

哮喘專主於痰實者宜用吐法亦有虛而不可吐者治哮必使淡滋味不可純用寒凉藥必兼散表用青州白丸子有效又有短氣不足以息者似喘但有虛有實不可作喘治虛者宜六君子加五味麥冬實者痰氣阻礙導痰湯腎虛不能攝氣者補腎丸金匱要畧云短氣不足以息者實也此言痰實內經曰言而微終日復言者此氣奪也是主虛言

凡遇喘有數症不治者　上喘下泄者死兩寸脉下陷者死喘疾危篤鼻出冷氣者此肺絕也死身汗如

油喘而不休此亦陽氣脫也死若上喘而小便自利者亦死

前喘症　一風寒外束　一風痰上逆　一火盛炎上　一陰虛發喘　一氣上逆而喘　一水逆作喘

喘病每年至寒即發此爲常病不可峻攻須以疎風散表治之

九味羌活湯　治外感風寒發喘方見瘟疫

二陳湯　治痰壅作喘方見中風

四物湯　治陰虛喘

蘇子降氣湯　治氣上逆而喘

當歸　前胡　厚朴　陳皮　甘草　半夏麯

蘇子　薑三片棗二枚

六君子湯　治氣虛發喘方見中風

三拗湯　治氣虛悞服補藥發喘

小青龍湯　治水逆喘方俱見咳嗽

小半夏湯　治胃虛喘

人參　五味　麥冬　杏仁　陳皮　生薑

生脉散　治久病氣虛喘

青州白丸子　治哮

半夏七兩　南星三兩　白附子二兩　川烏五錢去皮臍生用

右末以絹袋盛之井水擺渣盡爲度置磁盆中日晒夜露春晒五日夏三秋七冬十日去水晒乾候至餅研細以占米糊丸如菉豆大每服十丸至十五丸止薑湯下不拘時服如癱瘓風濕酒下若小兒驚風及發哮或用薄荷或荆芥湯下三五丸

導痰湯　治痰阻短氣

補腎丸　治腎虛短氣

磁石 菟絲子二兩 五味子 熟地 枸杞 楮實子 覆盆子 肉蓯蓉 車前子 石斛 沉香 青鹽

右末煉蜜丸如桐子大

定喘湯 治肺虛感寒氣逆膈熱作哮作喘

白菓二十枚炒黃 黃芩 杏仁一錢五分 桑皮 蘇子 甘草 麻黃 半夏 欵花一錢 薑二片

治小兒哮方

雞一個入蝸牛二條在内以紙封口煨熟待鹽油化

盡與服數十丸即愈

治哮喘神驗方

天麻　桔梗　防風　半夏　枳壳各七錢　硃砂一錢五分

青礞石火煉存性　雄黃二錢　胆星一兩　巴豆霜五分去油

右末清水丸粟米大小兒每用三分大人七分薑湯下忌猪油

瘧症

瘧者虐也寒熱令人難當故以瘧名内經曰瘧之始發也陽氣併於陰則陽虚而陰盛外無陽氣故先寒慄也陰氣逆極則復出之陽陽與陰併之於外則陰虚而陽實故先熱而後渴又曰衛氣者晝行於陽夜行於陰邪氣得陽而外出得陰而内薄内外相搏是以日作其間日而作者何也其邪氣之舍深内搏於陰陽氣獨發陰邪内着陰與陽争不得出是以間日而作也故先傷於寒後傷於風則先寒而後熱名曰

寒瘧先傷於風後傷於寒則先熱而後寒名曰瘟瘧其但熱而不寒者陰氣內守陽氣獨發則少氣煩寃手足熱而欲嘔名曰癉瘧此內經言得瘧之由臨發之故昭着詳悉然此得指風寒二症言之後世嗜慾日滋故於風寒之外又有暑瘧有痰瘧有熱瘧有食瘧有虛瘧有濕瘧有痎瘧有牝瘧暑瘧者脈虛身熱面垢背惡寒多汗清暑益氣湯人參香薷飲天水散痰瘧者發時便見痰聲或咳嗽或湧喘二陳湯四獸飲加黃芩柴胡貝母蘇子等藥熱瘧者獨熱不寒煩

渴頻飲煩燥如狂黄連解毒湯三黄石膏湯小柴胡去參加白虎湯食瘧者見食卽惡中焦悶鬱不舒必從飲食得來橘半枳术大安丸或大安丸作湯加人參黄芩柴胡最當虚瘧者怠惰嗜卧不喜食嘔吐自汗補中益氣湯倍柴胡調中益氣湯倍白术濕瘧者寒熱身重骨節煩痛脹滿自汗善嘔因汗出復浴濕舍皮膚羌活勝濕湯蒼术柴胡五苓散痎瘧者老瘧也或經數月或歷數年或血氣大虚或痰飲阻隔或瘧母痞塊虚者補之痰者化之痞塊者鼈甲散加補

藥以消之牝瘧者寒多不熱但慘戚振慄病以時作此則多感陰濕陽不能制陰也河間蒼朮湯漿水湯主之其先寒後熱者則用加減青皮飲先熱後寒者則用柴胡加減桂薑湯癉瘧者卽熱瘧也治亦同法其前瘧症有夜發及薄暮發者此病在陰分必用血藥漸到陽分方愈丹溪曰無汗要有汗散邪爲主帶補有汗要無汗補正氣爲主帶散瘧家渴用生地麥冬花粉牛膝知母黃柏乾葛生甘草甚則加石膏一錢又曰痎瘧三日一發陰經受病也其病難愈必先

與參术陳皮白芍等劑佐以本經引用之藥若得汗而體虛又須重補俟汗通身過委中方是佳兆東垣曰夏月天氣上行秋月天氣下行治者當順天道如先寒後熱太陽陽明合病白虎加桂也此天氣上行宜用之若天氣下行則不宜瀉肺宜瀉命門相火則可矣二人之言至理存焉學者宜詳味之

瘧症附列

瘧症先熱後寒者何也瘧之寒熱皆由冬月外中風寒邪氣沉於皮膚藏於骨髓至夏秋暑熱腦髓燒灼

腠理開通邪氣自汗而出出則陰虛陽盛故大熱也邪氣復入則陽虛陰盛故大寒也瘧症先寒後熱者何也邪氣搏於陰中榮氣虛則衛氣入衛氣入則腠理空疎陽陷陰中故肌肉爲先寒也邪正交爭則體戰慄而寒然邪終不勝正故衛氣挾榮氣邪氣復居腠理陰從陽出由是混淆而成大熱也終則三氣各舍其位濈然汗出而瘧解矣即亢則害承乃制之義也痺瘧但熱而不寒也原感邪氣藏於皮膚分肉之間内不入於陰中陽氣獨發故也痎瘧者榮衛俱病

中氣極虛故難愈凡瘧一日一發二三日一發者平人衛氣日行於陽廿五度夜行陰廿五度受邪輕則正氣未虛而行稍緩日與邪氣會遇遇即作矣受邪甚則正氣傷位而行遲二三日始得一會故隔日發也發即汗出爲中虛宜補終日無汗爲邪實且解表

似瘧數症

有虛損勞瘵似瘧者每日午後惡寒發熱至晚亦得微汗而解脉必虛濡而數不大弦爲辨耳治當滋陰藥傷寒病八九日如瘧狀陽明病日晡發熱似瘧少

陽往來寒熱似瘧各隨本經病治不可紊同亂治
戴氏曰寒熱發作有期者瘧也無期者雜病也學者
不可不辨　婦人熱入血室其血結寒熱似瘧又有
傷食有脚氣皆發寒熱似瘧也此外又有血氣兩虛
之症其初發似瘧初間隔二三日一發漸二日一發
再一日一發劇則一日二三發此病方書不載亦無
治法病者多不救惟内經上列之　帝曰大熱復惡
寒發熱有如瘧狀或一日一發或間數日發其故何
也　岐伯曰勝復之氣會遇之時有多少也陰氣多

而陽氣少則其發日遠陽氣多而陰氣少則其發日近此勝復相薄盛衰之節瘧亦同法

加減清脾飲　治先寒後熱

白术　茯苓　半夏　柴胡各一錢　知母　青皮　陳皮　黄芩各七分　厚朴　草果各四分　甘草　薑三片凡治瘧同此方去厚朴加石膏一錢五分

加減柴胡桂薑湯　治先熱後寒寒多熱少或獨寒不熱者

柴胡　茅术　川芎各七分　黄芩　牡蠣各六分　花粉五分

甘草　桂枝　乾薑各三分　薑三片棗二枚

四獸散　治氣虛痰飲結聚者

陳皮　半夏　茯苓　甘草　人參　白朮　草菓

烏梅　薑三片棗二枚塩少許入煎藥

有汗要無汗方

人參　白朮各八分　黃芪生用一錢　歸身　酸棗七個　升麻三分　柴胡四分　黃芩六分　陳皮五分　五味　甘草　麻黃根

無汗要有汗方

柴胡　葛根一錢　蒼术　川芎　黄芩　知母七分
石膏一錢二分　青皮七分　升麻　甘草　薑三片

治瘧夜發方

柴胡　黄芩　人參　甘草　半夏　青皮　麥冬　川芎各七分　歸身八分　生地五分　白芍一錢　薑三片棗二枚

治瘅瘧方　凡瘧獨熱不寒大熱大渴夏秋多此病

知母一　麥冬　花粉　葛根各七分　黄芩　生地　柴

胡　牛膝各五分　石膏一錢二分　粳米二錢

截瘧通用方

常山一錢五分　檳榔一錢　丁香五分　烏梅一個　知母七分

酒一杯入藥浸一宿次早飲下

又方截瘧通用　瘧發於陽分上午作者此方驗

丁香　檳榔　陳皮　恒山

酒一杯浸一宿次早用滚水煨熟去渣服不可至

竈上煎

加減補中益氣湯　治久瘧間一日二日三日

一發者人虛不可用截法以製此湯兼清兼補

人參　黄芪　白术　當歸　升麻　陳皮　青皮

烏梅　柴胡　甘草　薑二片棗二枚

治虛瘧驗方

人參　白术　茯苓　白芍　柴胡　黄芩　青皮

陳皮　檳榔　常山　澤瀉　貝母　甘草

治久瘧方

何首烏　青皮各一錢

水酒各半煎服

治久瘧脾虛神驗方

白朮八兩土炒黄 陳皮一錢

研末粥丸大人服三錢小兒减半卽愈

傅山翁治虛瘧神方

人參白朮與黄芪 白芍青皮及陳皮 檳榔草果烏梅貝 虛瘧一帖似神醫

治久瘧方 過下午發者驗

柴胡 知母各三錢 當歸一錢 陳皮

如陰虛甚加何烏一錢未發預二時熱服

又方曾驗

柴胡　澤瀉　胡麻子　生薑

又方

柴胡　白术　黄芩　藿香各二錢五分　草果三錢五分　烏梅七個　升麻四分

酒水各一鍾日未出時服

又方

砒霜一錢　菉豆四十九顆

研末和匀大人每服八厘小人五厘無根水下即

吐為妙不拘久遠全愈

霍亂

霍者揮霍眩運亂者心神撩亂其症由外有所感內有所傷陰陽乖隔以致心腹疼痛嘔吐下利增寒壯熱頭痛眩運治法當分寒熱在渴於不渴别之渴而多飲水者此熱與暑也治宜五苓散益元散香薷飲桂苓甘露飲不渴不飲水冬月感寒及夏月多食瓜果生冷者此寒也治宜理中湯丸甚者加附子內傷挾外感增寒壯熱者治宜五積散痰畏食者治宜二陳湯下保和丸邪在上焦則吐邪在下焦則瀉邪在

中焦則吐瀉兼作此濕霍亂易治以所傷之物盡出故也乾霍亂者欲吐不得吐欲瀉不得瀉心腹疼痛所傷之物不出壅悶正氣閉格陰陽其死甚速急用吐法救之治霍亂通用六和湯霍香正氣散轉筋屬血熱四物湯加黃芩紅花蒼术木瓜南星若轉筋入腹及通身轉筋者不治上吐下利躁擾煩亂者方可謂之霍亂若止見嘔吐而利不煩亂經止謂吐利非霍亂也霍亂愼勿與谷食雖米湯一呷下咽即死必待吐瀉止過半日飢甚方可與稀粥少許以漸將息

不若蘆積丸爲妙

五苓散　治熱多欲飲水者陽邪也方見瘟疫

益元散即六一散

香薷飲方見暑症

桂苓甘露飲

桂心　人參　黃芪　茯苓　白朮　滑石　甘草

葛根　澤瀉　石羔　木香　寒水石

理中丸　治寒犯太陰經腹滿吐瀉霍亂寒多

不飲水

人參　白术　乾薑　炙甘草

等分爲末蜜丸如彈子大每服一丸滾湯下

五積散　治外感内傷增寒壯熱

麻黄　白芷　陳皮　厚朴　桔梗　枳殼　川芎　茯苓　當歸　蒼术　肉桂　白芍　甘草　半夏　乾薑　薑棗葱白煎服

二陳湯　治痰盛眩運方見中風

保和丸　治傷食吐利方見内傷

六和湯　治霍亂吐瀉不止轉筋

白术 甘草 半夏 砂仁 杏仁 人參各五分 赤苓 藿香 扁豆 木瓜各一錢 厚朴二錢 香薷一錢冬日不用 薑三片棗二枚

藿香正氣散 治内傷外感霍亂方見内傷

四物湯 加酒芩紅花南星蒼术治霍亂轉筋

四生散 治中氣不和吐瀉霍亂

陳皮 藿香

救乾霍亂方

用生薑煎濃汁少加炒鹽滴桐油數點頻頻灌下二

三碗用鵞毛遡吐如不吐急用瓜蒂散吐之若終不吐用備急丸通之庶幾可生稍息緩立亡可待

泄瀉

按人之身賁門爲胃上口水谷自此入於胃幽門爲胃下口水谷滓穢自此入於小腸小腸一十六折水谷賴以緩行闌門爲小腸下口水谷自此秘別分穢爲濁入大腸分水爲清入膀胱若水穢不分清濁不別則皆入大腸而爲泄瀉此泄瀉之由也經云濕勝則濡泄又曰暴注下迫皆屬於熱又曰諸病上下所出水液澄徹清冷皆屬於寒又有夏月受暑而爲水瀉者亦熱之類也戴云凡瀉水腹不痛者濕也完谷

不化者氣虛也腹痛瀉水腸鳴痛一陣瀉一陣者火也或瀉或不瀉或多或少者痰也腹痛甚而瀉瀉後痛減者食也泄瀉亦是急症但暴瀉爲輕久瀉爲重暴瀉元氣未衰濕者散之羌活勝濕湯五苓散火者清之香連丸清六丸寒者溫之理中丸或加附子虛者實之錢氏白朮散參苓白朮散痰者化之清氣化痰丸食者消之保和丸枳實導滯丸辨之精治之當其效立見故暴瀉爲輕也若夫久瀉上亡津液下損脾胃補之則熱增濇之則脹極分利之則虛甚甚則

成脾泄五更定瀉數次衰老虛弱之人多致不救故久瀉為重也遇斯疾者須急治之凡治瀉多用丸藥并用散以實脾土土實則能制水也瀉脉凡泄注脉緩微小者生浮大急疾者死與痢疾同看前症有六

濕氣虛火食痰寒

羌活勝濕湯　治濕勝濡泄　方見濕症

五苓散　方見瘟疫

香連丸　清六丸　俱治火瀉

天水散　一料加紅麯五錢湯浸蒸餅丸

理中丸　治寒泄重者加附子

錢氏白术散　治脾虛作瀉宜實之

人參　茯苓　白术　甘草　藿香　木香　乾葛

參苓白术散　治虛瀉

補中益氣湯　治氣虛作瀉

清氣化痰丸　治痰泄

二陳湯　保和丸　枳實導滯丸方見內傷

六和湯內加消藥　俱治傷食作瀉方見霍亂

治痛泄方

白术　白芍各二錢　陳皮一錢一分　防風一錢

戊己丸　治胃經受熱泄瀉不止

黃連十兩　呉萸　白芍各二兩

麵糊爲丸如梧桐子大

胃苓湯　治夏秋脾胃傷冷水谷不分泄瀉不止純瀉水者更宜亦治濕盛泄瀉

蒼术　厚朴　陳皮　甘草　白术　茯苓　猪苓

澤瀉　桂　加薑棗

术附丸

白朮二錢 附子五分 甘草一錢

薑二片 棗二枚 空心服

桂苓甘露飲 治夏月傷暑作瀉 方見霍亂

香薷飲 亦治暑瀉 方見暑症

五味子散 治腎虛子後作瀉蓋腎主二便開竅於耳或陰受時於亥子腎藏虛故令子後瀉也

五味子二兩 吳萸炒五錢

右末每服二錢陳米湯下

二神丸　治脾腎二經俱虛泄瀉不止

破故紙炒四兩　肉豆蔻煨二兩

爲末棗肉四十九個薑四片同煮棗爛去薑留棗研膏入藥和丸空心鹽湯送下五十丸

四製白术散　治脾泄

白术一斤米泔水浸軟咀片分作四分一分用白豆蔻仁炒一分用破故紙炒一分用五味子炒俱以炒乾爲度揀去同炒藥將白术研極細用陳蒼子蓮子作粉打糊爲丸如梧子大量服

雄猪肚丸　治脾泄

白术四兩土炒 蓮子一斤去心皮 雄猪肚不下水者將白术蓮子共研細末量猪肚大小去油淨裝藥入肚内以線縫之文武火煮極爛搗爲丸如梧桐子大不拘天早上午用米湯下二三錢此方能治婦人崩漏亦效以脾統血也　凡遇消渴症去白术用黃連天花粉各四兩如法連用酒炒製蓮子半斤仍如前法製入猪肚内爲丸常服止渴生津

白芍黃芩湯　治協熱下利

黃芩二錢 白芍一錢 甘草一錢 水煎服

痢疾

痢者利也積滯槩下莫能止息邪熱上衝莫能流通老幼虛弱之人多致不救症亦危重矣内經曰腸澼便血身熱則死身寒則生腸澼下白沫脉沉則死脉浮則生脉經又曰沉小流連者生洪大急疾者死仲景治痢十法今撮其大要言之凡痢疾脉大者爲未止脉微小弱數者令自愈微熱而有渴脉弱而有汗者令自愈脉滑而數者有宿食也當下之下痢腹堅者當下之下痢譫語有燥屎者當下之下後心腹堅

痛者當温之下痢脉遲緊痛未止者當温之其至重者手足厥冷無脉灸之不温脉不還反微喘者死故金匱要畧云六腑絶於外者爲手足寒五臓絶於内者爲痢下不禁劉河間曰痢疾行血則便膿自愈調氣則後重自除此兩言爲治痢之要旨机要亦曰後重則宜下腹痛則宜和身重則除濕脉弦則去風濃血稠粘以重藥竭之身冷自汗以熱藥温之風邪外束宜汗之鶩溏爲痢宜温之小便澁分利之盛者和之去者送之過者止之丹溪曰痢疾雖分表裏在表

者必惡寒發熱身首俱痛宜以小柴胡去人參加白芍倍黃芩和之在裏者必後重窘迫腹痛急墜宜承氣湯下之亦當斟酌虛實腹痛者由肺金之氣鬱在大腸之間以苦梗開之下痢血久不愈者屬陰虛四物湯爲主大孔痛一曰清之一曰温之久病身冷脉沉小者宜温之暴病身熱脉浮洪者宜清之先水瀉後膿血此脾傳腎賊邪難愈先膿血後水瀉者此腎傳脾微邪易愈倦怠嗜卧飲食少進宜參术歸陳等藥補之虛回而痢自止氣行血和積少但虛坐努責

在無血以歸身尾爲君白芍生地桃仁佐之陳皮和之血生自安此丹溪治痢十法名言深大益於蒼生者學者須詳究而善用之戴氏曰痢雖有赤白二色終無寒熱之分通作濕熱處治但分新舊虛實與赤白帶同治予觀痢疾大抵由食積火熱爲多其次暑濕其次風寒其次七情內傷善治者須求其因而爲之辨別區治禁口痢有二症虛與熱是也熱塞胃口正氣衰憊莫能與爭故滴水不進古人有用人參三錢石蓮肉一錢頻頻少飲飲而或吐又少飲之若得

些需入胃胃氣即回而食自少進矣愚謂熱甚則黃連當用四錢人參當用二錢虛勝則人參當用四錢黃連當用二錢蓋變通之道也此症亦有人參不能用一分者以陰太虛而邪陽太盛也故身熱脉大又云熱不爲下衰皆反之也其不治症脣紅若塗硃者口瘡綻裂脉洪急搏手者身大熱久不退者下如魚腦者下如陳腐色者下純血者下如屋漏水者下如紅莧汁者大孔如竹筒者喘而不休身汗如油脉不回身不溫者四肢厥冷者皆不治也大孔痛者熱流

於下也暴病身熱脉大無汗元氣未衰也當淸之久病身冷脉微有汗元氣已衰也當溫之淸用芩連柏枝選用之加四物并用行氣藥溫用薑桂白术茯苓歸身等虛甚者加人參附子酌而用之暴病當下如虛弱不堪重劑宜用立効散袪其火暴之性或木香梹榔丸或香連丸少加大黃丸隨其虛實用之

脫肛亦分新久暴者芩連四物加升提藥久而氣虛者宜八物加櫻粟殼訶子數分又法用壁土加酸石榴皮明礬少許濃煎湯先薰後洗再用川五棓子炒

研爲極細末敷肛托而上之一二三日無妨　久痢不愈當觀氣虛血虛并內有流連之熱或有積血之停審而辨之氣虛用四君子少加歸芎等血虛四物少加參术粟殼訶子等審無熱加肉豆蔻其流連之熱用二八丹積血用四物桃仁紅花乳香沒藥不可一塗而治　又久痢發熱不止者屬陰虛用寒凉藥必兼温藥升藥始痢宜下久痢宜補至於傷寒二陽合病皆下痢其治又不同太陽陽明合病自下痢者宜發汗太陽少陽合病自下痢者宜和解陽明少陽

合病自下痢者宜攻裏

治赤白痢通用恒驗方

黃連　黃芩　白芍　當歸　陳皮　木香　枳殼

梹榔　山查　神麯　三日内加硝黄下之虚者

不可輕用宜酌之

白痢方

蒼朮　白朮　茯苓　神麯　甘草　黄芩　陳皮

枳殼　痛加梹榔七分木香三分氣行則痛止

赤痢方

生地　赤芍　黄柏　黄連　地榆　歸尾　丹皮

甘草　痛加陳皮檳榔各五分

下痢尸渴不止小便不通方

滑石二錢　甘草五分　梔子　黄柏六分　澤瀉　生地

麥冬　車前　知母各七分　燈心二分

治虚弱痢調氣血清邪熱常用効方

人參　當歸　白芍　扁豆各七分　白术　茯苓各八分

陳皮　甘草　黄連　實蓮肉　神麯各五分　黄柏三分

師曾治余月洲久痢打飩發熱脉大用方藥不

應自度丹溪治痢久發熱不退者屬陰虛今用血藥中加升藥必有効也遂用

當歸八分川芎七分白芍一錢生地四分黃連五分黃柏四分白朮　茯苓七分柴胡　升麻各五分甘草　人參七分知母五分

水煎服熱退飥止但久痢必用黃柏以痢屬腎故也

治痢疾五六日發飥方

人參四分白朮五分茯苓六分甘草　黃連　黃柏

各三分歸尾　白芍七分陳皮八分青皮　蓮心

箬穗各二分柿蒂

師云痢疾發旣由木挾相火直衝清道故發旣

加味香連丸

黃連十兩木香二兩檳榔二兩枳殼二兩陳皮一兩

連用吳萸酒炒木香不見火爲末醋糊丸

戴人木香檳榔丸

木香　檳榔　青皮　陳皮　廣木　枳殼　黃柏

黃連　大黃各一兩丑末　香附各二兩

爲末水丸

立効丹　痢疾初發服之卽効

黄連五錢 檳榔　巴豆　木香各一錢　淡豉一兩

研末水丸如小豆大硃砂爲衣强人下十五丸弱人十丸

納臍膏　用田螺搗爛少加麝香少許納臍中引火上行

立効散

黄連四兩吳萸酒炒　枳殼三兩麩炒

爲末每服二錢酒下

倉連煎　治禁口痢不拘赤白

赤痢用陳倉米三錢黃連七分　白痢用黃連三錢倉米七錢　赤白相兼連米各五錢

茶煎湯

細茶四錢　薑二錢治赤痢　細茶二錢薑四錢治白痢

四物湯　治下純血出保命集方見中風本方加黃連槐花御米殼等分水煎服

治純血痢方

苦參炒焦爲末水丸梧桐子大米湯下五十丸

治血痢方

黄柏蜜炙老黄色研末每服三錢空心米湯下

又治血痢方

昔曹魯公痢血百餘日國醫無能療者陳佳之取盬水梅一個去核研合臘茶加醋湯沃服之一啜而瘥

大丞相莊肅粱公亦痢血痢佳之曰此挾水谷當用三物散遂用胡黄連烏梅肉灶心土等分爲末臘

茶清調下食前服隨愈

治濕熱痢久不瘥方

黃連　烏梅各四兩

煉蜜丸桐子大每服三十丸

又方治同前張子和方

白芍　黃柏各五錢

丸桐子水送下三十丸

治禁口痢

石蓮肉晒乾

每服一錢陳倉米飲調下便覺思食仍以日照東

方陳壁土炒橘皮爲末薑棗煎湯送而助之

又方治禁口痢

眞川連半斤㕮咀用生薑四兩切片與連同炒待薑

焦黄色去薑只用黄連爲細末同陳米飯搗爛丸如

桐子大每服六七十丸赤痢陳米飲下白痢陳皮湯

下赤白兼者兼用

禁口痢正方法

人參　薑炒川黄連三錢　土炒陳皮一錢　石蓮肉

一錢五分 時與服之如吐又服大効

治休息痢神効方

當歸　烏梅　川連

等分爲末以生蒜汁丸如桐子大空心薑製厚朴

湯下三十丸立効

駐車丸　治一切下痢

川連三兩　乾薑五錢　當歸　阿膠各一兩五錢蛤粉炒

醋熬膏共末以阿膠化開爲丸桐子大每服四十

丸食前米湯下

仙梅丸　治痢疾發熱發渴

細芽茶一兩　烏梅五錢

右爲細末蜜搗作丸如彈子大每服一丸熱水下

凡治痢疾初起不得服參术五七日後酌虛實用

之痢疾後多飲食致遍身浮腫者以大安丸作煎

藥與服一二劑即止

小柴胡去人參　治痢疾惡寒發熱身頭俱痛

方見瘟疫

桃仁承氣湯　治去汗血而推蕩邪熱

四物湯　治痢疾陰血虛

八物湯　治氣血兩虛方俱見中風　卽八珍湯

通玄二八丹　治久痢溜連之火不息久服諸藥不効者服此收功

川連八分　白芍　當歸　生地　烏梅各五錢

右五味和爲末用雄猪肚一個去油淨以上藥入肚内以線縫之將韭菜一斤上下葢之入鍋内蒸湯乾又添水以極爛爲度取肚藥入石臼搗爛爲丸如桐子大每服七十丸薑湯吞下卽行茶清送

下即止能行能止故名通玄能治積聚侵晨薑湯下稍行一二次即除再用溫粥補之如久瀉不止用清茶服之即止

朴黃丸

錦紋大黃五觔竹刀切碎放砂鍋內無灰酒煮三晝夜桑柴文武火勿使焦枯酒干再加約酒六七厚朴薑汁浸炒廣木香末六兩十斤末一斤半

三味共入臼搗千搥爲丸菉豆大不論虛實日久寒俱淡薑湯下大人二錢小兒一錢極重者二服即愈

嘔吐

有聲有物謂之嘔有物無聲謂之吐俱屬於胃治吐當分三焦上焦在胃口吐者皆從於氣其脉浮而洪其症食巳即吐渴欲飲水大便燥結氣上衝胸作痛治當降氣和中用和中桔梗湯中焦在中脘吐者皆從於積食與氣相假爲積而痛其脉浮而長其症先痛後吐或先吐後痛治法當用毒藥去其積木香檳榔行其滯當用保和丸下焦在臍下吐者皆從於寒其脉沉而遲其症朝食暮吐暮食朝吐小便淸利大

便秘而不通治法當通其秘塞溫其寒氣令大便漸通復以中焦藥和之溫劑如吳萸乾薑砂仁之類外有胃熱胃寒胃虛痰氣之不相同胃熱嘔吐者得食即嘔食已即吐由於火氣上炎二陳湯加薑炒芩連胃寒吐者二陳湯加丁香砂仁生薑胃虛吐者久病氣虛胃氣衰弱脉微聞谷氣即嘔穢六君子加藿香厚朴痰氣吐者清痰留飲欝滯上中二焦二陳湯加竹瀝枳實薑汁嘔吐通用大小半夏茯苓湯傷寒凡見吐噦切勿用承氣以逆之故也有聲無物謂之噦

少陽主之也以少陽多氣少血之經有物無聲謂之吐太陽主之也以太陽多血少氣之經有聲有物謂之嘔陽明主之也以陽明多血多氣之經胃熱者脉數或緊口苦舌乾燥胃寒者脉弦而遲逆冷不食大小便自利

和中桔梗湯　治上焦氣熱上衝食已暴吐脉浮而洪宜先和中

半夏麯二錢　枳實　茯苓　陳皮　厚朴各一錢　桔梗　白术各一錢五分

水煎去渣，取清汁，调木香散二钱。

木香散

木香　槟榔

等分为末，听前药入用。

保和丸方见内伤

二陈汤　六君子汤方俱见中风

茯苓半夏汤　治脾胃虚弱，身体重，有痰恶心，欲吐，当先实其脾土。

白术　茯苓　半夏　炒曲各一钱　橘红　天麻各七分

麥芽一錢六分　薑一片熱服

藿香安胃散　治胃氣虛弱不能飲食時嘔惡心

藿香　人參　陳皮各一錢　丁香五分

藿香平胃散　治內傷外感飲食填塞太陰嘔吐不止

藿香　厚朴　陳皮各一錢　蒼朮一錢五分　神麯五分　炙甘草　砂仁　薑三片棗二枚

胃苓湯　治脾胃傷冷方見泄瀉

加味二陳湯　治胃中有熱膈上有痰令人作嘔吐

陳皮　半夏　茯苓　甘草　山枝　川連

薑等分水煎

膈噎

內經曰三陽結謂之膈以大小腸膀胱熱結也小腸熱結則血脉燥大腸熱結則不能圊膀胱熱結則津液涸三陽既結則前後秘塞而不通下既不通必反而上行此膈噎之病所由起也先哲論膈噎反胃大率由於血液俱耗胃腕俱槁分上中下三焦或咽喉窒塞水飲可下食不能下其槁在吸門或食稍下則胃脘當心而痛須臾吐出其槁在賁門此上焦之噎也名曰噎或食物可下良久復出其槁在幽門此中

焦之膈也名曰膈或朝飡暮吐暮食朝吐其稿在闌門大小腸之間此下焦之膈也名曰反胃然名雖不同病出一體其得病之由有氣虛有血虛有痰有七情拂欝及大怒肝火衝逆而成者氣虛脉緩而無力用四君子湯血虛脉數而無力用四物湯並加行痰順氣潤燥之劑痰者寸関脉必沉而滑或伏而大二陳湯加竹瀝薑汁拂欝惱怒氣結滯者寸関脉沉而濇或緊而弦宜開痰導氣之劑桔梗和中湯七氣湯進之所謂朝食暮吐暮食朝吐者此由胃能容受脾

不能轉送或下竅不通逆而上行故也宜潤腸丸通
利大便大法通用童便韭汁竹瀝薑汁牛乳羊乳更
宜薄滋味不可聽用局方及用香燥熱藥丹溪先生
專以牛羊乳養血潤燥爲主竹瀝童便韭汁爲佐有
至理存焉醫案宜玩

膈有五

憂　恚　氣　寒　熱

噎有五

氣　憂　勞　食　思

膈噎不治症

糞如羊屎者不治　年高者不治　氣血俱虛則口中多沫沫大出者不治

四君子治氣虛　四物治血虛

二陳治痰　三方俱見中風

桔梗和中湯　治怫鬱　方見嘔吐

七氣湯　治氣膈噎

乾薑　桂心　黃芩　半夏　甘草　橘皮　地黃　白芍各二錢　枳實半斤　人參一錢　吳萸半勺　加薑棗

人參利膈丸　治胸噎胸中不利大便燥結痰

　咳喘滿脾胃壅滯推陳致新治膈氣之聖藥也

木香　檳榔各七錢五分　人參　當歸　甘草　藿香

枳實各一兩　大黃　厚朴各九錢

　爲末滴水如梧桐子大每服五十丸

　潤腸丸　通其大便則氣得下行方見燥症

飩逆

內經曰歲金大過欬逆金鬱亦發飩逆活人書及千金方明理論皆以噦即飩逆殊不知噦者聲大而遠可聞飩逆者聲短而近方聞噦者出聲也噦出其氣噦聲盡然後吸飩逆者入聲也氣抑不出逆聲盡然後呼也況噦出胃而逆由於肺惡可比而同之乎故易老云火熱急奔上行而肺經不納致聲不盡出東垣以少陽少血多氣故乾嘔爲噦二公言飩言噦甚明何惑之有丹溪云諸逆衝上皆屬火以木挾相火

直衝清道故此症屬火爲多自今觀之然亦有數者之不同焉有飲食過急痰氣阻滯不得升降者亦有痰結胸臆火充於下不得升越者亦有傷寒吐汗下大過以致中氣大虛者亦有陽明內實而失下者亦有渴而飲水過多成水結胸者亦有痢疾大下之後胃氣已虛而陰火乘虛上衝清道者治法宜各審虛實寒熱毋誤以治噦實症混淆妄治數症中惟傷寒痢疾二症胃氣虛衰至爲危重差之毫厘危在旦夕更宜慎之

痰氣過食不得下行方

枳實　陳皮　半夏　山查各一錢　茯苓八分　神曲七分

砂仁　蘿蔔子　香附各五分　木香二分

薑三片

痰結胸膈火熱上衝不得伸越方

半夏一錢　陳皮　貝母　茯苓各八分　片芩　桔梗各七分　只殼　蘇子　黃連各五分　白蔻仁　甘草各三分

薑三片

傷寒汗吐下太過致胃氣虛衰方

人參　黃芪各一錢　當歸　白朮各八分　升麻二分　黃柏

香附　陳皮各五分　柴胡　甘草各三分　如飥不止

加柹蒂二錢　薑二片棗一枚

大承氣湯　調胃承氣湯　治傷寒陽明內實失下　方見瘟疫

宜選用內加炒蓮心一錢　薑二片

小陷胸湯　治傷寒飲水過多成水結胸發飥

黃連一錢三分　半夏　瓜蔞仁各二錢五分

小青龍湯去麻黃　治水結胸發飥　方見咳嗽

痢疾日久胃氣發飥方

人參　青皮各七分　白术　白芍　柿蒂各一錢　茯苓八分

黄栢　篤穗各五分　當歸四分　甘草三分

薑一片棗二枚

大補丸　治久痢發呃

黄栢不拘分兩爲丸以人參　白术湯下一錢二分

吞酸吐酸

大抵酸者俱肝水之氣而吞與吐不同吞酸者酸水攪至喉嚨而復自吞下俗說醋心是也濕熱積於肺胃之間乃寒包熱症也治法當用河間解表之義防風羌活炒黃連山梔蒼白术陳皮半夏少加吳茰爲向導吐酸者吐出酸水如醋揪痰枯多乃津液爲火所爍不化血而化痰痰鬱水亦鬱自成酸矣一遇上升之氣則痰與水並出蓋未有酸水而無痰也治法當宗丹溪二陳湯加梔子薑炒黃連蒼白术之類亦

可加吴茱萸为引经。凡治酸必少用吴茱萸，盖因其性而折之也。通用加平胃散。老弱人久患吞酸，则津液消耗，渐成膈噎；又有老人胃气虚弱，卩吐酸水不止者，以六君子汤补之，其吐自愈。此挟虚之症也。

二陈汤　治吐酸挟痰

加味平胃散　治宿食不化，吞酸呃臭，右关脉滑。

苍术　陈皮　厚朴　甘草　神曲　麦芽

加薑枣

六君子湯　治胃虛吐酸

藿香安胃散　吳茰丸　治胃中濕熱抑遏肝火令人吞酸

黃連一兩　黃芩　吳茰　陳皮各九錢　蒼术五錢

老米糊丸桐子大

吳茰天水散　治濕熱吞酸

滑石六兩　吳茰七錢　甘草一兩

爲末每服二錢

嘈雜噯氣

嘈雜者俗說心嘈是也其症由火動其痰乃有餘之症也老人嘈雜不止則膈噎之漸也治法宜半夏南星陳皮之類消痰片芩梔子薑炒黃連知母石膏三補丸輩以降火蒼白术白芍茯苓薏仁之類健脾行濕壯其本源更宜慎口節慾無不效者噯氣者即俗呼攪氣是也與餲逆不同其症有氣虛有痰火一屬不足一屬有餘治痰火宜二陳加芩連白术枝貝少加蘿蔔子梹榔枳實厚朴木香降氣治氣虛者宜四

君子湯加山梔黃連神曲半夏砂仁亦少加降氣藥

通用三聖丸至驗

加味三聖丸治嘈雜吞酸痞滿屢效

白朮二兩　川連一兩　陳皮　半夏曲　白芍各七錢

右末老米糊丸

治噯氣用劾丸　若胃脘上下有塊加莪朮三

菱以銷堅

白朮二兩五錢　茯苓一兩五錢　扁豆　陳皮　貝母　神曲各一

兩　半夏曲一兩三錢　川連九錢火盛諒加　蘿蔔子八錢　木香　砂

仁各五錢 枳實七錢

右末老米糊丸

痰火越鞠丸 治痰因火動令人嘈雜

海石 南星 瓜蔞仁 青代 枝子 香附 蒼朮 川芎

加味三補丸 治鬱火嘈雜

黄芩 黄連 黄栢各一兩 香附 蒼朮各七錢

沸水丸

二陳加黄連枝子湯 治嘈雜

陳皮　半夏　茯苓　甘草　黃連　山梔

痞滿

內經曰太陰所至爲積飲痞膈痞者否也不通之義其症由陰伏陽蓄氣血不運而成位於心下塡滿痞塞皆土爲害也痞滿之症不一有陰症下早而痞者由下後裏虛邪氣乘虛而入於心之分野仲景黃連瀉心湯瀉心下之土邪有傷寒下多則亡陰而痞者用四物加參苓白术升麻柴胡少佐以陳皮枳殼監之有食塡胸而作痞者用保和丸枳實導滯丸二陳加神曲山查麥芽有濕熱太甚土來心下痞者三黃

瀉心湯二陳加芩連瓜蔞有大病後脾胃虛極清濁不分痞悶者補中益氣湯陳皮枳朮丸木香枳朮丸凡治痞悶須用芩連枳實苦以泄之厚朴生薑半夏辛以散之人參白朮溫以補之茯苓澤瀉淡以滲之又當詳脉症虛實虛用白芍陳皮參朮實用厚朴枳實與脹滿不同脹滿者內脹而外有形痞症內覺痞悶而外無脹急之形治痞滿不可全用利藥若全用利藥導之則痞愈甚痞甚而復下氣愈不降必變爲中滿鼓脹皆非其治也許學士云邪之所湊其氣必

虛留而不去其病則實故治痞者當一補一消

三黃瀉心湯　治心下痞按之濡其脉關上浮者可服此湯惡寒不可服

大黃　黃連　黃芩

二陳湯　方見中風

四物加參苓湯

枳實導滯丸　治飲食填塞痞膈方見內傷

保和丸　方見內傷

補中益氣湯　方見內傷

枳朮丸　木香枳朮丸　方見痢疾

厚朴溫中湯　治脾胃虛弱心腹脹滿疼痛時作時止

厚朴　陳皮　干薑各一錢　茯苓　草荳蔻　甘草　木香各五分

枳實消痞丸　治心下虛痞惡食懶倦右關脉弦

人參　白朮　厚朴　半夏曲各三錢　枳實　川連各五錢　茯苓　甘草　麥芽　乾生薑各二錢

大消痞丸　治一切心下痞及年久不愈者

乾生薑　神曲　炙甘草各二錢　猪苓一錢五分　澤瀉　砂仁　厚朴各三錢　半夏　陳皮　人參各四錢　枳實五錢　黃連　黃芩　薑黃　白朮各一兩

共末湯浸蒸餅爲丸桐子大空心米湯下六十丸

木香化滯湯　治憂氣鬱結腹皮裏微痛心下痞滿不思飲食此氣痞也

木香　生薑　陳皮各六分　柴胡七分　歸尾　枳實各四

分　半夏一錢五分　紅花二分　草荳蔻　炙甘草各一錢

水煎溫服

黄芩利膈丸　除胸中熱利膈上痰

生黄芩　炒黄芩各一兩　半夏　黄連　澤瀉　蘿蔔子各五錢　膽星　枳殻　陳皮各三錢　白朮二錢　白凡　小皂角各一錢

共末薑汁老米糊和丸

腫脹

論曰腫者肌肉之腫脹者腹中之脹盎腫屬脾脹屬肝腫輕而脹重也如單脹而不腫則肝氣横行木專尅土蠱斯成矣不易治也惟腫脹兼有則陽氣尤行十可救五惟在分類而酌處之予以此症治在中宫是故有痰裹汗血以致榮氣不從逆於肉裏而成之者有痰裹食積致清氣不升濁氣不降而成之者有濕熱相生隧道阻塞而成之者有燥熱衝擊結秘不行而成之者此四者皆有餘之症也有服寒凉太過

飲食頻傷致中氣虛衰鬱遏不運而成之者有痢疾後正氣衰憊邪熱不息致遍身浮腫肉硬而成之者又有始則爲氣終則爲水小便不利水液游行脾莫能制而爲水腫者此三者皆不足之症也故有餘者清之消之降之不足者補之益之毋混淆也大抵此病初起易治以正未虛而邪未旺久遠難痊以邪已熾而正已衰賈洛陽以病腫不治必爲痼疾雖有盧扁亦莫能爲言此症之至惡也故仲景治腫之法腰以上腫者可發汗腰以下腫者可利小便開鬼門潔

淨府蓋風從汗散水向便通也丹溪亦曰由心腹而散四肢者吉由四肢而入心腹者危男從下而上女從上而下皆難治也丹溪又有陽水之說此乃燥熱爲之陰水之說此乃濕熱爲之也腫脹諸症不旣悉此乎

治腫脹大法　食積腫脹

凡見病者肚腹脹大遍身浮腫即尋中脘有微塊按之微痛或喘急咳嗽飲食不快小便不通大便或秘或溏此痰裹食積滯中宮也即用大順丸和中湯消

積化滯順氣以攻治之數劑知半月一月愈矣此症醫書俱未言及予經歷已多十愈八九故立此方以救世耳大抵臌症爲食積而成食滯中焦故清濁不分漸成腫脹世之醫者得吾說而存之則百發百中矣

濕熱腫脹

濕熱者中焦濕生乎熱熱生乎濕濕熱相生隧道壅滯遂成腫脹治宜清熱燥濕健脾故立清中湯尤所以固本也如浮腫太甚肚腹脹急小便不行喘急難

息宜服加味五皮飲加減分消丸

痰氣腫脹

凡中焦有稠痰氣爲痰阻遂成鬱熱痰熱相搏日積月累阻滯飲食宗氣不得上通榮衛不得疏暢漸成腫脹上見喘急小便不利始則爲氣終則爲水遍身水泡病斯危矣宜用導痰流氣丸飲

腫症余論挾水腫論

人得以全其性命者水與谷而已水則腎生之谷則脾主之胃與脾合氣胃爲水谷之海脾爲運化之司

今脾胃兩虛不能傳化則不能制水故腎水泛溢反得以侵脾土於是三焦停滯經絡壅塞水浸於皮膚注於肌肉而發腫矣其狀自泡上下微起肌體重着咳嗽怔忡股間淸冷小便澀黃皮薄而光手按成窟舉手即滿此水腫之病也然腫有五症風腫者皮粗麻木不仁走注疼痛四君子加升麻蒼朮柴胡防風羌活輩氣腫者皮厚四肢瘦削腹脇膨脹六君子加木香木通血腫者皮間有紅縷赤痕四物加桃仁紅花婦人懷姙亦有氣遏水道而虛腫者此但順氣安

脾既産而腫自消也水有十有心水肝水脾水腎水肺水胆水大腸水風水皮水裏水石水之不同丹溪亦曰水腫脈多沉伏病陽水兼陽症脈必沉數其症煩滿小便赤澀大便祕結治用五皮飲五苓散重者疏鑿飲病陰水兼陰症脈必沉遲其症不煩滿大便溏小便少而不赤濇治用實脾飲木香流氣飲腰以上腫及身有熱者水氣在表可發汗腰以下腫者當利小便上下分消其濕此治水之良法也丹溪曰水病以健脾爲主使脾氣得實而氣運則水自行非五

苓神佑禹功之行水也宜以參术爲君覘所挾症加減無不效者若荀圖快利用行水藥多致不救信哉

大順丸　治痰裏食積腫脹

蘿蔔子　連翹五錢　山查肉二兩　廣术四錢　陳皮七錢　砂仁五錢　赤茯苓　神麴　半夏　白术各一兩

老米糊丸每服一錢二分小兒減半

和中湯

白术　陳皮　桑皮　赤茯苓　白蔻仁　連翹

茯苓皮　莪术　蘿蔔子　半夏　山查　神麴

薑二片　氣虛加人參五分氣滯加香附五分熱甚

加黃芩五分喘加蘇子三分

九味羌活湯　治水腫腰以上者微汗之方見瘟疫

四君子湯方見中風

消痰化痰湯

山查　酒麴　赤茯　半夏　陳皮　砂仁　蘿蔔

子　連翹　枳實　白术　薑三片

大安丸方見內傷

逐汗化痰丸　治痰裏汗血腫脹

紅花三錢 蘇木五錢 桃仁 陳皮 半夏麴 貝母

香附 山查 白术 五靈脂各一兩

薑汁打麴糊丸

清中湯 治濕熱相生腫脹

蒼术 白术 赤茯 山查各一錢 黃芩 黃連 澤瀉 陳皮各七分 半夏 海金砂各八分 連翹五分 厚朴三分 滑石一錢五分

薑二片煎溫服

五味五皮飲 治浮腫太甚肚腹腫急小便不

行喘急難息

茯苓皮一錢五分 桑白皮 陳皮各八分 大腹皮 山查各一錢 梔子七分 生薑皮五分

加薑棗同煎或兼用大順丸

鼓腹遇仙丹 壯實宜服虛弱人不可輕用

白丑頭末四兩半生半炒 白檳榔一斤 茵陳 莪术 三稜 牙皂角各五錢

右末醋糊丸如菉豆大五更時冷茶送下三錢行後隨以溫粥補之忌食他物

加減分消丸　治中滿氣脹鼓脹水脹

人參　蘿蔔子　陳皮　厚朴　猪苓　澤瀉各三錢　白朮　茯苓　黄連　蒼朮　半夏　枳實各四錢　薑黄　炙甘草　砂仁　乾薑各一錢　黄芩　山查各五錢

水浸蒸餅丸淡薑下二錢

導痰流氣飲　治痰氣腫脹

陳皮八分　茯苓　白朮　半夏各一錢　枳實　蘿蔔子各五分　砂仁　木香各二分　生甘草三分　片芩六分　貝母七分　香附四分

如虛加人參五分薑一片棗二枚

導痰流氣丸　治寒涼太過飲食傷又治瘧

疾後腫脹

白朮　茯苓　半夏各一兩　陳皮　蘿蔔子　連翹

砂仁　片芩　花粉各五錢　香附四錢　貝母八錢　木香

三錢　烏藥四錢　山查　枳實各七錢

蒸餅丸蘿蔔湯下一錢五分加酒麴八錢

四物加桃仁紅花湯　治血腫

當歸　川芎　白芍　生地　桃仁　紅花

五皮飲即前方中五皮是也

五苓散 治下身水腫利小便也方見瘟疫

疏鑿飲子 治水氣遍身浮腫喘呼氣急煩渴大小便不利

澤瀉 赤小豆 商陸 羌活 椒目 木通 大腹皮 秦艽 茯苓皮 檳榔等分 薑二片

嚴氏實脾散 治水氣肌膚浮腫口不渴大便潤小便利此陰水也

草菓 木香 木瓜 乾薑 甘草 厚朴 附子

白术　茯苓　大腹皮　加薑棗同煎

木香流氣飲

木香　檳榔　青皮　半夏　茯苓　枳殼　桔梗　當歸　白芍　防風　川芎　紫蘇　枳實　黃耆　烏藥　大腹皮　陳皮　甘草

薑二片棗二枚

鼓症

鼓症者中空外急有似鼓然故名曰鼓单腹脹滿四肢百體咸無腫形與通身水腫者大不相同蓋水腫者邪氣挾陽氣游行一身邪氣去而爲汗爲溺則正氣復而爲血爲氣矣鼓症則邪氣專攻臟腑陽氣滯而不行蓋浮腫者輕而腹脹者重也或云鼓症一也河東垣之論主寒河間之論主火丹溪之論主脾虛道豈二乎哉予曰皆是也其原皆出內經但內經會其全而三子各言其一也經云臟寒生滿病又云腹

滿塡脹又膈胠脇下厥上冒過在太陰陽明乃寒濕鬱遏也愚謂寒鬱日久則陽氣漸微陰氣獨盛人身之氣熱則流通寒則凝結凝結則脹滿生焉故東垣以辛熱散之以苦溫泄之淡滲利之上下分消其寒濕此東垣之論所以不可廢也經云諸腹脹大皆屬於熱故原病式云腹脹大鼓之如鼓氣爲陽陽爲熱氣盛則如是也世言脾虛不能制水者似是而實非也愚謂萬物熱盛則豐隆寒盛則歛縮邪陽猛烈元氣從之二陽搏擊於其中日新月盛安得不成鼓也

此河間之論不可廢也經云諸濕腫滿皆屬脾土故丹溪以脾具坤靜之德而有乾健之運苟脾土之陰受傷轉輸之官失職遂成脹滿經云鼓脹是也愚謂一人之身脾土爲本脾不健旺則清氣不升濁氣不降經云濁氣在上則生䐜脹此鼓脹之由來也若中無陽邪宜行大補所謂氣虛不補氣何由而行是也又清肺金滋腎水制肝養脾皆至理攸寓此丹溪之論所以不可廢也雖然三子之論固合經旨抑有說焉東垣言鼓症屬寒者多屬熱者少惟人受八益之

邪邪熱入腑宜行承氣余皆寒症愚則以爲受熱者多而屬寒者少東南之人濕熱爲病十居八九此可驗矣西北之地嚴寒爲病固多而未必皆成鼓也以寒主收斂而未必皆成脹大者也以此理論之而知其熱多寒少也河間之論熱固然但其中有燥熱有濕熱若不區别禍如反掌燥熱爲病則大便祕結小便短澀身熱腹痛悶亂不寧一受參耆則脹滿不數日而成其爲害也速而烈濕熱爲病則大便頻溏小便清少脈濡體倦嗜臥減食其爲患緩而深故治燥

熱者清熱之中少加潤澤治濕熱者滲利之內少加溫散故曰燥者潤之濕者燥之各求其屬以合中道斯稱良工矣丹溪補脾扶脾之論域中稱爲確論但果其飲食所傷頻仍不已上無痰氣之阻中無邪陽之留斯可用大補之法否則有痰者兼清痰有火者兼降火庶清補兼施蓋莫大焉此外又有七情之傷脾如怒傷肝肝尅脾脾氣不正必脹於胃名曰勝尅怒乘肺肺氣不傳必脹於大腸名曰乘尅是也又有勞倦之損脾如遠行形氣衰少谷氣不盛熱氣薰胸

中者是也又有血積之遏脾或注於胸膈或滯於胃中或鬱於小腹皆能遏鬱清氣不得上升濁氣不得下降俗名血鼓是也鼓症重疾每見模糊施治但執丹溪扶脾補脾之說而始終不變焉損人滋甚愚故不憚其煩而精詳究之博雅君子幸精研焉

鼓症有不治數症

唇黑則傷肝缺盆平則傷心臍突則傷脾足平則傷腎背平則傷肺此五者必不可療也

治鼓症大法

鼓脹起於脾氣虛損治之當補以培其本少加消導以祛其積次當順氣以通其滯有挾熱者加清凉以蕩其邪使清氣上升濁氣下降清者出頭面而入四肢濁者化微汗而行前溺腹日消而神日旺病斯愈矣如单大補而佐使不明反成壅滯則脹愈甚矣大抵此症脾雖損而無熱以擾之則一補脾而獲效熱雖有而脾未損則一清熱而奏功如二者兼有治彼妨此治蠱之所以難也予曾見休寧一人脾氣稍損尤能飲食苐腹痛而暴脹予審知其爲火遂以香連

丸下之又進白朮湯隨失氣甚多而脹痛皆愈一醫至大言曰此脾氣大虛非大補則眞元下陷不治與補劑二三服而脹痛兼作脈反虛小尤曰脈小不補詎能瘳乎乃大補之竟成不救又見北鄉一人腹痛兼吐予亦知其爲火與清涼藥降氣和中病尋愈矣一醫云眞氣大虛非大補不可自後愈補愈脹腹如烈狀頓死由是觀之則治是病者清補當適其宜不可執一自是昔人所謂氣虛者補氣血虛者補血有食積者消積有挾熱者清熱有痰滞者行痰有因外

寒鬱內熱者而脹則散寒有因大怒鬱氣脹者散氣有蓄血而腹脹者行血實者消之下之虛者補之溫之差之毫釐謬以千里可不畏哉　或謂丹溪云朝寬暮急血虛當補血切閒蠱脹用血藥則加脹今用之何也予曰血虛者陰血也經曰陰虛生內熱又曰諸腹脹大皆屬於熱熱作則脹生勢所必至也養血者養陰也陰生則邪陽自退脹漸消矣劉河間所謂養血益陰其熱自退此不治之治也且養血非獨用血藥也必兼健脾順氣血藥安得滯乎此養血補血

理也故立此方屢驗如實熱作脹内有積塊堅硬如石但脾胃未傷宜清熱行氣服加減東垣廣茂潰堅湯中滿分消丸　鼓症有服人參反增劇者遂至不救此症甚多茲其故何哉按人參入乎太陰肺經肺有邪熱者得參而火愈甚故脹急日加筋青臍出危篤立見經云肺出氣腎納氣邪火挾氣而出脾胃先受之以脾胃舊有積氣今得新邪宜脹滿之益甚也故脹症必服人參人參之服必生肺熱肺熱不能服參不救之症也

治鼓症用效方　治脾大虛損脹大日加宜服

此方

白朮　赤茯苓皮　薏仁各一錢五分　人參一錢二分　茯苓一錢

蒼朮八分　陳皮七分　枳實　厚朴　熱加黃連

渴加麥冬各五分　痰加半夏六分　蘿蔔子四分　白蔻仁

三分　臨臥加磨木香一分

水二鍾煎半兩次服

用驗丸

人參　白朮各一兩五錢　白茯一兩　枳實　山查　陳皮

各五錢　白蔻仁四錢　蘿蔔子三錢

蒸餅爲丸如桐子大朝暮米湯下一錢二分

加減廣茂潰堅湯　治中滿腹有積塊堅硬如石坐卧不寧二便澀赤上氣喘促通身虛腫

厚朴四分　黃芩五分　益智　草蔻仁　升麻　紅花

甘草各二分　當歸　黃連各五分　廣茂　陳皮　柴胡

澤瀉　神麴各三分　白朮　茯苓各一錢　半夏七分　吳萸一分　青皮三分　薑三片

葶藶木香散　治濕熱太甚水腫腹脹小便赤

澀大便滑瀉此藥下水濕消腫脹止瀉利小便

葶藶子　茯苓　猪苓　白术各二錢　澤瀉　木通　甘草　滑石各三錢　桂　木香各三分

中滿分消丸

人參　茯苓　猪苓　澤瀉　厚朴各三錢　白术　黃連　枳實　知母　半夏各四錢　黃芩五錢　炙甘草一錢　砂仁　薑黃　乾薑各二錢

水浸蒸餅爲丸

治鼓症方

白芍一錢七分 蘇子 香附各一錢 厚朴六分 陳皮 枳實

黃連 蘿蔔子各七分

附腫脹鼓症不同論

腫蠱二症本不相同至用藥亦迥異腫脹者因中宮有食積有濕熱有稠痰阻滯致清氣不升濁氣不降榮衛不得疏暢水道不得通條氣遂忘行不循故道水又忘潰不得成溺氣水相薄腫脹自是而生焉然脾胃元陽猶未衰憊也特中宮有積病故遍身浮腫耳而元氣猶能旁逼四達苟或祛其食積或清其燥

熱或治其痰內邪一行外腫隨徹效亦甚捷矣非若蠱脹者先因脾氣傷損頻仍久則漸成衰憊胃雖少納脾失轉運兼積熱留注脾胃橫行中焦所謂正者衰邪者旺清濁不分遂成脹滿此則陽氣爲邪氣所遏不得週流一身而邪氣单攻肚腹是也脹極則臍中突出青筋暴起糞滑溺赤喘急食阻此大不足之症也斯時也將大補脾之正氣歟然正未受補而邪熱先熾脹猶故矣將清熱以伐邪歟然邪未退而正愈虛弱脹益增矣將補伐兼施歟然益者未見而損

者愈損矣雖有盧扁將安施乎故得此症者或脾氣雖損而眞氣猶存且無留連之邪熱或腹稍脹而邪熱未熾尚有可爲之眞機即當大補其眞元爲主稍兼消導清肺次之氣不運者行氣痰積滯者行痰中和調養庶可救矣或謂水腫固爲可治然亦有多不治者如賈洛陽所謂病腫不治必爲痼疾雖有盧扁亦莫能爲則知腫之爲患非他病比也今何觀之易耶予謂凡病已見危篤咸莫能療豈獨腫脹然哉故內經云過時者不治予所謂可治者亦指治之早者

言也若積久不治或治不中節至於滑泄唇黑腈突肉硬缺盆手足掌背俱平其危篤之勢較之積蠱一律而已仲景云凡人有疾不時即治隱忍冀差必成痼疾

積聚痞塊癥瘕痃癖腸覃石瘕

氣之所積名曰積取鬱積久而發之義也積有五皆五臟所生陰氣陰脈沉而伏其症始發有常處其痛不離左右上下有終始左右有窮處皆痰飲食積死血所生

氣之所聚名曰聚取聚散不常之義也聚有六皆六腑所成陽氣陽脈浮而動其始終無根本痛發無定位上下無留止積與聚屬脾部俱係氣病

痞者否也易所謂天地不交濁氣在上凝結而成然

痞塊有癥瘕之不同

癥者徵也因物而成質有塊可徵即積聚成塊不能移動

瘕者假也假物而成形或上或下或左或右移易能動者癥瘕屬肝部係血病

痃癖者懸掛偏僻之意也但痞與痃癖乃胸膈間之候積聚爲肚腹之候俱在上中二焦主病多屬於男子癥與瘕獨見於臍下是爲下焦之疾故常得於婦人外有

腸覃石瘕二症亦自婦人得之腸者大腸也覃者延也大腸以傳導爲事乃肺之腑肺主衛氣氣溫則泄氣寒則凝今寒氣客於大腸故衛氣不榮而結瘕在內其始發也大如雞卵至其成如懷子狀久久按之堅推之則移然氣病而血未病故月事不斷尤以時下是其候也石瘕生於胞中寒氣客於子門夫膀胱爲津液之腑氣化則能出今寒氣客於子門則氣塞不通惡血當瀉不瀉日以益矣狀如懷子結硬如石故名石瘕此氣先病而血後病故月事不來也丹溪

曰痞塊在中爲痰飲在右爲食積在左爲死血又曰凡積塊不可專用下藥徒損眞氣病亦不去當消導使之鎔化塊去須大補大抵脾胃乃積聚痞塊之根宜以大補脾胃爲主脾胃一旺則邪氣自消故張潔古有養正積自除之說譬之滿座皆君子其中小人自無容地而出信斯言也治法痰宜二陳加瓦龍子食積保和丸死血用破血行血順氣藥通用七氣湯貼藥三聖膏琥珀膏難經所載五積見症及東垣五積丸并宜參究

五積見症

肝之積名曰肥氣在左脇下如覆杯有頭足久不愈令人發欬逆痎瘧連歲不已

心之積名曰伏梁起臍下大如臂上至心前久不愈令人煩心

脾之積名曰痞氣在胃脘右側覆大如盆久不愈令人四肢不收發黃疸飲食不爲肌膚

肺之積名曰息奔在右脇下如覆杯久不愈令人洒淅寒熱喘咳發肺癰

腎之積名曰奔豚在小腹上至心下若豚狀或上或下無時久不愈令人喘逆骨痿少氣

脈經曰脈來細而附骨者積也凡痞氣在皮裏膜外須用補氣藥及香附開之兼二陳湯先須斷厚味爲要凡婦人腹中有塊多屬死血

肥氣丸　治肝積

厚朴五錢　黃連七錢　柴胡一兩　川椒四錢　乾薑　巴豆霜各五分　川烏二分　皂角　茯苓各一錢五分　廣木　人參各二錢五分　炙甘草　昆布

右除茯苓皂角巴豆霜另研末外諸藥共研勻蜜丸桐子大初服二丸日加一丸二日加二丸漸至大便微溏再從二丸起加服之週而復始積減大半勿服

伏梁丸　治心積

黃連一兩五錢　厚朴五錢　黃芩三錢　桂枝　茯神　丹參各一錢　乾薑　菖蒲　巴豆霜　紅豆蔻　川烏頭各五分

右除豆霜另研餘共和勻蜜丸桐子大如上法用

淡黄連湯下

痞氣丸　治脾積

厚朴四錢　黄連八錢　茱萸三錢　黄芩　白术各二錢　茯苓　人參　澤瀉各一錢　川烏　川椒各五分　茵陳　乾薑　砂仁各一錢五分　巴豆霜　桂各四分

右除豆霜茯苓另研餘和勻蜜丸桐子大服如上法淡甘草湯下

息奔丸　治肺積

厚朴八錢　黄連一兩三錢　乾薑　茯苓　川椒　紫菀各一

錢五分川烏　桔梗　白蔻仁　陳皮　三稜　天冬

人參各二錢　青皮五分　巴豆霜四分

右除茯苓巴豆霜另研餘和勻丸桐子大照上法

淡薑湯下

奔豚丸　治腎積

厚朴七分　黃連五錢　茯苓　澤瀉　菖蒲各二錢　川烏

丁香　巴豆霜各五分　苦楝根三錢　玄胡一錢五分　蛉蠍

附子　獨活各一錢　肉桂一分

淡薑湯下研服如上法

導氣枳殼丸　治氣結不散心胸痞痛逆氣上
攻分氣逐風功莫盡述

枳殼　木通　青皮　陳皮　桑皮　蔔子　白丑
黑丑　廣茂　茴香　三稜

等分爲末薑汁麪糊丸桐子大橘皮湯下三十丸

血塊丸　治婦血塊如盆有孕難服峻藥

香附四錢　桃仁　白朮各一兩　海石二兩
神麯糊丸

積塊丸　治血積

海石　三稜　莪术　香附以上用醋煮過　桃仁　紅花
五靈脂
　爲丸石醾白术湯下
　三因散聚湯　治聚氣在六府隨其上下發作
有時令人心腹疼痛攻刺腰脇小腹䐜脹大小
便不通
大黄　陳皮　桂心　杏仁　茯苓各一錢　甘草　附
子　川芎各五分　枳殻　厚朴　吴萸各一錢五分　半夏
檳榔　川歸各四分

薑三片水煎大便利大黃去之

二陳湯　治痞塊皮裹膜外須用補氣藥及香附開之兼二陳先須斷厚味方見中風

保和丸　治痞在右爲食積方見內傷

七氣湯

三稜　莪术　青皮　陳皮　藿香　桔梗　肉桂　益智　香附　甘草

薑三片水煎

小溫中丸　治食積成痞塊面色痿黃肌膚虛

腫飲食無味

青皮　陳皮　針砂各一兩　香附四兩　蒼朮　半夏各二兩　白朮　苦參各五錢　黃連

麴糊爲丸

又方

針砂　香附各四兩　山查　神麴　山梔　厚朴　蒼朮　半夏各一兩　黃連一兩五錢　台芎五錢

麴糊爲丸一方加人參炒白朮一兩五錢有苦參用白朮不用黃連

大溫中丸一名大消痞丸　治同前

黃連　黃芩各六錢　薑黃　白朮各一兩　人參　陳皮

澤瀉　甘草　砂仁　乾薑　炒麯各二錢　枳實五錢

半夏四錢　川朴三錢　猪苓一錢五分

炊餅糊丸

二聖膏　貼痞塊

用未化石灰半斤為末瓦上炒黃色提出候熱退

入大黃末一兩炒熱仍提出入桂心末五錢略炒

以米醋熬成膏厚紙攤貼患上

琥珀膏

大黃　朴硝各一兩

爲末大蒜擣膏和貼

香積丸　治五積六聚氣塊

三稜　檳榔各六兩　山查四兩　青皮　陳皮　莪术

枳殼　枳實　蔔子　香附各二兩　黄連　神麯　麥芽

鱉甲　乾漆　桃仁　硼砂　砂仁　歸稍

木香　甘草各一兩

醋糊爲丸桐子大白湯下三四十丸

千錘萬應化痞膏

乳香　硼砂　天竺黃　輕粉　沒藥　兒茶　阿魏　蘆薈　土木鱉各五錢　草麻仁三兩　蜈蚣七條炙乾　川山甲一兩土炒　百草霜一兩五錢

右末松香一斤水煮過布濾渣埋土內七日共和錘萬餘下錘頭常用香油塗上錘成膏極匀如系入罐中蠟封大人每用三錢小兒減半蒸化用絹攤開看塊之大小用之如貼起泡暫去二三日再貼久用痞化成膿血隨大便此藥入神

方症會要卷三目錄

勞瘵附吐血方　眩運
頭痛　胃脘痛
腹痛　腰痛
背痛　脇痛
諸氣　疝氣
脚氣

勞病

勞因傷成經曰陰虛生內熱難經云至脈從下上損脈從上下也一損於皮毛毛聚而毛落二損於血脈血脈衰少不能榮於五臟六腑三損於肌肉肌肉消不爲肌膚四損於筋筋緩不能自收持五損於骨骨痿不能起牀然治損之法損其肺者益其氣損其心者滋其榮損其脾者調其飲食適其寒溫損其肝者緩其中損其腎者益其精河間曰心肺損而色敝腎肺損而形痿但機要有言感寒則損陽損自上而下

感熱則損陰損自下而上獨以寒熱言之恐未盡虚損之理而不及難經之該且博也大抵勞病根因各自不同酒傷肺色傷腎思慮傷心勞倦飲食傷脾忿怒傷肝此五者皆能致勞也大抵酒色成勞者多耳或問六腑豈盡無成勞者乎予曰傷臟者多六腑間亦有之

肺勞

肺如華蓋其氣輕清既不受寒亦不受熱然酒性本熱多飲則肺受火邪薰蒸日久以致欝遏不清脹大

不斂或喘咳漸至音啞骨蒸寒熱皮毛焦乾如何可救

腎勞

人之五火皆賴腎水制之色慾過度則腎水虛虛則熱矣腎脈貫肝膈入肺中循喉嚨係舌本所以腎虛之人先動腎火延入肝膈遂挾相火使入肺中始則咳嗽久則發熱盜汗遺精骨瘻肉脫甚至傷脾泄瀉作而危殆矣

心勞

心者血之源榮氣發動之始心不妄役則精血日生惟勞焦日久思慮過度則心血日耗肝無所秉臟腑無所潤筋脈無所養榮氣不行邪熱隨作經所謂陰虛生內熱也熱熱盛剋金金衰嗽盛日見銷爍而危亡立待此症不得志者多有

脾勞

元氣靜則神藏動則消亡若勞倦過甚飲食不節二者皆脾氣受傷不能舒發以致飲食不化泄瀉頻作血氣不生肌肉不長況脾者肺之母脾氣衰憊則肺

失所資津液枯涸咳嗽殊甚勞斯成矣

肝勞

大怒則令人暴絕煎厥使血菀于上故多怒之人肝火屢動而所藏之血隨火上逆大吐不止稍久則併腑臟膻中之血盡吐不留焉所謂相火一動則五火相煽而動火動則血隨之矣眞血去多自成空廓以致金不制木木火凌肺經所謂侮其所不勝也發熱咳嗽脇痛喘急而勞日劇矣由是觀之勞病同名根因不一治者當究始末明在何經受病不可模糊泛

治

五勞見病

肺勞者咳嗽喘急衄血嗽血皮膚枯槁鼻塞聲沉時
吐痰沫脈微虛而濇數
腎勞者足脛痠痛腰背拘急遺精白濁面色黧黑耳
輪焦枯脈沉細數
心勞者心神驚惕怔忡無時盜汗自汗心煩熱悶口
舌生瘡咯血面赤脈洪而數
脾勞者面色痿黃唇口焦燥飲食無味腹痛腸鳴瀉

利四肢倦怠脈虛濡而數

肝勞者面青頰赤多怒虛陽不斂夢與鬼交甚至卵縮筋急脈弦而數

治勞病要語

勞病有陽虛有陰虛有陰陽兩虛者在精察而酌處之勿令誤也凡氣皆陽也精血皆陰也陽虛者四君子陰虛者四物加知柏陰陽兩虛者合而用之此定理也如陽虛而誤補陰則吐逆痞悶滲泄之症生焉其人解㑊陰虛而誤補陽則盜汗嗽熱夢遺之症成

焉其人煩燥今之醫者凡見人有自汗怠惰嗜卧食少皆用補中益氣十全大補固當矣至于陰虛而倦怠少食羸弱盜汗亦每用之甚者明見吐血發熱咳嗽尤用之不置焉是促其亡也殊不知旣虛矣而猶補陽則陽愈亢陰愈虛諸病悉加將何望其生耶

陰虛久服補陽論

陰虛補陰理也今誤補陽已非理矣況久服乎久服則大助陽邪燥灼眞陰漸亡陽邪並熾眞元之氣無所附麗乃成飛越或吐血發熱或二便燥祕不通或

筋骨攣痛或精神恍惚或五臟絶於内而痢不禁勺水不入而死矣

論勞可治症

勞病失血發熱咳嗽夢遺盜汗皆陰虛也而卒有可治者皆脾胃充盛飲食多進致然大哉坤土乎萬物賴養者此也血氣賴生者此也脾旺飲食自調精血自生雖有邪熱藥得以制之消之久則邪日退而正日復此病之所以可起也若脾胃一弱則養血生精清肺之藥不無出入加減而脾胃日愈損矣將見元

氣下陷雖滋腎而腎不生精雖養心而心不生血雖清肺而肺不生液蓋元氣一虧則邪火日熾不能壯水以制陽光治何益哉予常起數十人皆脾胃壯健元陽不虧伐相火之邪滋金水之正隨手輒効故以告同志

論眞火動不可治症

凡眞火動者皆不可治豈獨腎哉人之有腎猶木之有根水之有源制陽元健筋骨所係重矣愚民不知而御內太過腎室虛空遂生內熱挾相火而貫肝膈

入肺中循喉嚨繫舌本此咳嗽吐血潮熱之所由來也若傷損輕知覺早調養之專猶可冀其生若損傷甚重失血之頻仍邪火日熾此真火動於腎也不治

肺如華蓋其位高其氣清其體浮形寒飲冷先傷之至於邪火尅金則傷之重矣故醇飲之人肺先熱胃脣邪火鎮日薰蒸或成肺脹則咳嗽喘急或成癰痿則音啞無聲皮毛乾枯癯瘦骨立此真火動於肺也不治

肝者將軍之官其性暴其動速無病則藏血有病則

逆血經云大怒則令人煎厥暴絶使血菀於上蓋大怒之人先動其肝性猛烈氣即逆上血隨氣逆大吐不止肝室虛空内火愈熾心雖生血肝不復納心血雖臨不移時而輒出矣此真火動於肝也不治

脾者倉廩之官五味出焉故飲食入胃賴以運化脾火暴盛血液枯絶胃雖能納脾失轉運泄瀉無度補則愈甚清則濡弱脈細而數肌瘦骨立此真火動於脾也不治

世有真頭痛者火炎水滅有真腹痛者陽亢陰亡皆

眞火動也經曰暴病暴死者皆屬於火其斯之謂歟

亦有屬寒者急溫之猶可治也

勞病主方

四君子湯　治氣虛

六君子湯　治氣虛挾痰

四物湯　治血虛

十全大補湯　治氣血俱虛挾寒暑

八物湯　治氣血兩虛

腎勞方

當歸 川芎 白芍 熟地 知母 黃柏 五味

麥冬 天冬 澤瀉 杜仲 肉桂

加童便韭汁竹瀝

心勞方

茯神 胡黃連 連心 遠志 菖蒲 辰砂

加芎歸芍地

肝勞方

沙參 麥冬 五味 知母 貝母 桔梗 桑皮

地骨皮 欵花 紫菀 兜苓 百合 百部

加芎歸芍地童便竹瀝薑汁

脾勞方

人參　白术　茯苓　甘草　白芍　連肉　薏仁

山藥　澤瀉　扁豆

黄耆湯　治肺勞短氣虚寒皮毛枯澀津液不

通氣力損之脈來遲緩

人參　黄耆　白芍　桂心　附子　生薑　大棗

二母散　治肺勞有熱不能服補氣之劑

知母　貝母

等分爲末清晨調下二錢

六味地黃丸　治腎經虛損久久憔悴盜汗發熱五臟俱損瘦弱虛煩骨蒸痿弱下血咯血照古方分兩蜜和丸如桐子大空心鹽湯下五十丸

人參固本丸

天冬　麥冬　生地　熟地各二兩　人參一兩

蜜丸如桐子大淡鹽湯下六十丸忌蘿蔔

崔氏八味地黃丸　治腎間水火俱虛

大補陰丸 降陰火補腎水

黃栢 知母各四兩 熟地 龜板各六兩

共末猪脊髓和鍊蜜丸

補陰丸 又名虎潛丸

黃栢八兩 知母 熟地 白术 陳皮 牛膝各三兩

龜板四兩 虎脛骨一兩 瑣陽 當歸各一兩五錢

右末酒煮羯羊肉極爛擣丸鹽湯下冬加乾薑五錢

加味虎潛丸

人參 黃耆 白芍 黃栢 當歸 山藥各一兩 瑣

陽 拘杞 虎脛骨 龜板 杜仲 兎絲子 酒煮晒乾

破故紙 五味 各七錢五分 牛膝二兩 熟地四兩

鍊蜜猪脊髓爲末桐子大淡鹽湯下

滋陰大補丸 補陰和陽生血益精潤肌膚强

筋骨

牛膝 山藥各一兩五錢 杜仲 巴戟 山萸 肉蓯蓉

五味 茯苓 茴香 遠志各一兩 石菖蒲 枸杞

各五錢 熟地二兩

紅棗蜜丸桐子大鹽湯下與上虎潛丸間服更妙

補腎丸

黃栢 杜仲 龜板 牛膝各二兩 陳皮一兩

冬加乾薑五錢夏加五味五錢共末米糊丸

龜鹿二仙角

鹿角十斤 龜板五斤 枸杞三十兩 人參十五兩

銅錫壜如法熬膠清晨初服酒化一錢漸至三錢

安神丸 治憂愁思慮傷心傷則苦驚善忘夜不眠

黃連 硃砂各一兩 當歸 生地 炙甘草各五錢

湯浸蒸餅爲末黍米大每服十五丸津液嚥下

歸脾湯 治飲食太飽傷脾面黃善卧

人參 茯苓 龍眼肉 酸棗仁 黃耆 白朮各一兩 遠志一錢 木香 炙甘草 當歸各五分

養榮湯 治失血脈虛

人參 黃耆 陳皮 白芍 甘草 當歸 茯苓 五味 遠志 白朮 桂心 熟地

加棗煎

犀角地黃湯 治勞心動血衂血

生犀角鎊二錢　生地二錢　白朮　丹皮各一錢

天王補心丹　治過勞傷心方見火症

補中益氣湯　治勞倦傷脾方見內傷

附五臟之氣絕于內論

或謂五臟之氣絕于內者利不禁下甚者手足不仁何謂也師曰五臟者心肝脾肺腎皆陰也榮氣亦陰也平人五臟氣旺協和榮氣主維于其內故血液充陰精固大便潤小便長矣病焉惟火邪燔熾而五臟齊槁五行相尅而七傳者死此五臟之氣絕矣五臟

氣絕則榮氣無所管攝而陷下不禁在病勞則腸垢虛脫在惡利則洞泄異常氣虛血陷手足自爾不仁此症之急危也陰氣已絕故也或又言常見痢疾每下百度晝夜無休完谷不化下體麻木治之可生毋亦臟氣絕而猶有可救者歟師曰此非藏氣絕也症雖相似而實殊此人春夏受熱藏于臟腑復出腸胃火性猛烈奔迫後重河間所謂火性疾速不能停留于胃也其完谷不化非胃氣絕也仲景謂邪熱不殺谷者是也下體雖麻木而猶未至于手足不仁不仁

則併麻木而不知勢雖急而猶未至不禁不禁則上無脹悶中無痛楚下無奔迫但孔如竹筒漫無約束直流不休柯子罌粟咸無功矣雖有盧扁將安施乎

以上二症病雖相似而虚實生死不同辨之當精

六腑之氣絶於外論

或謂要畧曰六腑氣絶于外者手足寒上氣逆脚縮何謂也師曰六腑者胃大腸小腸膀胱胆三焦皆陽也衛氣亦陽也平人六腑之氣旺故合衛氣以流行于一身護皮毛温手足氣和平而足舒暢矣病焉若

夫病久損深六腑之氣漸絶或暴病虚脱六腑之氣斷絶内陽既絶則衛氣無所稟受而與之俱絶手足之寒宜矣陽氣一亂則氣逆上而不平無陽養筋則氣攣縮而不暢此症極危陽氣已絶故也或有言常見人有手足寒氣逆上脚攣拘治之得愈毋六腑氣絶而猶有可救歟師曰此非腑氣絶也症相似而實不同内經曰陽氣衰于下者爲寒厥陰氣衰于下者爲熱厥手足寒乃厥症也又曰不得卧而息有音者陽明之脈逆也起居如故而息有音者肺之脈絡逆

也是上氣逆也又言濕熱不攘大筋短輭小筋弛長短輭爲拘弛長爲痿脚縮者濕熱病也玆三者皆非氣絶也乃暴病有餘之症邪火陰寒之所爲觀症者當以脈辨之陽絶之脈必慢如滴水浮如蛛絲或散或微或絶豈若三病有餘之脈神氣猶存乎

附吐血方

涼血散

片芩 茜根 茅花 阿膠 生地 白芍各七分 黑梔八分 鬱金六分 生甘草四分 扁栢一錢畧炒

水煎八童便半鍾服

吐血奇方

白芨不拘多少研末每服五分白水調下

四生丸

艾葉　扁栢　荷葉　生地

等分擣爛丸如彈子大

犀角地黃湯

犀角二錢　生地一錢五分　赤芍　丹皮各八分

黃連石羔湯

黄連 黄芩 知母 石羔 甘草

飲酒過多衄血本方加升麻葛根

清涼四物湯 治吐血嘔血

香附童便浸 當歸 白芍 生地 黄連 片芩 黄栢 梔子

五味麥冬湯

麥冬 百部 歸身 生地 欵冬花 片芩 白芍 阿膠 貝母 花粉各七分 五味七粒 茅根 茜根各五分

六味地黄丸方見勞症 治鼻湧不止急用百草霜

搐水塗鼻及龍骨散吹入即止

小便血症初起 辰砂六一散燈心湯調下三錢

加味五苓散

白术 茯苓八分 猪苓 澤瀉 牛膝 山梔各七分

瞿麥 赤芍 歸尾 木通各六分 桂三分 木香二分磨

鬱金 生地各五分

加味小薊飲子

生地 小薊 滑石 通草 淡竹葉 蒲黄炒

藕節　當歸　山梔　甘草炙　車前　麥冬　陳皮　牛膝

滋陰補腎丸

黃柏　知母各二兩　熟地三兩　歸身二兩五錢　牛膝一兩五錢　茯苓　澤瀉一兩

蜜丸桐子大

眩運

眩運者目花黑暗旋倒其狀頭眩目閉身轉耳聾如立舟車丹溪曰無痰不眩此症屬痰居多痰在上火在下火炎動其痰故作眩運經曰諸風掉眩皆屬肝木治法當加制肝之劑爲佐使然有氣虛血虛挾痰而眩運者有傷風寒挾痰而眩運者有痰厥眩運者有因嘔吐衄衊崩漏便血并產後失血過多而眩運者有火動痰而眩運者各宜推類氣虛四君子人參益氣湯量加川芎菊花天麻血虛四物湯加貝母天

麻秦艽陳皮甘草傷風寒宜荊芥穗防風薄荷天麻白芷川芎南星白附子半夏痰飲加減白朮半夏天麻湯茶煎散諸失血過多大補陰血自愈吐血即眩運者胸中有死血迷閉心竅而然是宜行血清心自安產後血運即要畧所謂新產婦有二症一曰病鬱冒也初昏倒不知人急燒舊漆器薰鼻竅即甦隨進十全大補湯倍人參黃耆血脫益氣陽生陰長之義也火動其痰者二陳加黃芩蒼朮羌活挾氣虛者亦以治痰為主加補氣降火藥人肥白而眩者治宜清

痰降火爲先而兼補益之劑人黑瘦而眩者治宜滋陰降火爲要而兼抑肝之劑此治眩運之大旨也

六君子湯　治氣虛眩運

十全大補湯　治産後眩運

四物湯　治血虛眩運

人參益氣湯

黃耆　炙甘草　升麻各五分　五味十粒　柴胡　人參各一錢三分　生甘草一錢　白芍七分

棗二枚

白术半夏天麻湯　治痰厥眩運

黃栢二分　乾薑三分　澤瀉　白茯苓　天麻　黃耆

人參　蒼术各五分　神曲　白术各一錢　麥芽　半夏

陳皮各一錢五分　薑二片棗二枚温服

芎歸湯　治去血過多眩運

川芎　當歸等分

產後加參

獨黃散　治眩運不可當者實人服下立愈虛

者不可輕用

大黄酒炒

爲末茶酒調下三錢即愈

頭痛

頭爲諸陽之首一有痛楚無問標本宜先治之但經絡有三陽三陰之不同見症有氣虛血氣之不一然又有風寒有濕熱有痰火痰厥有內傷有傷寒有偏頭痛有眉稜骨痛有眞頭痛症各不同治者宜各推類求之太陽頭痛在巔頂兩額角惡風寒脈浮緊宜川芎羌活獨活麻黃藁本少陽頭痛連耳根往來寒熱脈弦宜小柴胡湯陽明頭痛連目背頰齒發熱自汗脈浮長大升麻葛根石膏白芷太陰頭痛有痰體

重腹痛脈沉頭重蒼术半夏南星少陰頭痛三陰二陽經不流行而足寒氣逆厥陰頭痛引目系吐痰沫厥冷脈浮緩吳萸湯此六經並挾外邪也氣虚頭痛在清晨耳鳴九竅不利腸胃之所主也治宜補中益氣湯倍加川芎藁本參芪血虚頭痛者多在日晚自魚尾上攻治宜四物湯倍芎歸加白芷細辛氣血兩虛者調中益氣湯加川芎蔓荆子細辛痰厥頭痛眩運白术半夏天麻湯風濕熱頭痛清空膏風寒感冒頭痛防風羌活藁本白芷內傷頭痛乍痛乍止補中

益氣加蒼术川芎山查神麯傷寒頭痛不止治見傷寒門有頭半邊痛左屬風及血虛風用荆芥薄荷血用歸芎白芍黄栢右屬痰屬熱痰用蒼术半夏熱用酒芩酒連有眉稜骨痛不可忍者此屬風熱與痰選奇湯若眞頭痛者甚則腦盡痛手足冷至節此火炎水滅也不治治頭痛通用茶煎散茶調散二陳湯治頭痛皆用風藥易到高巔之上也凡治頭痛川芎係要藥如痛在諸經仍加引經藥

川芎入太陽　白芷入陽明　柴胡入少陽

蒼术入太陰　細辛入少陰　吳萸入厥陰

巔頂痛宜藁本防風升麻柴胡

小柴胡湯　治少陽頭痛

麻黃附子湯　治少陰頭痛脈沉細者

吳萸湯　治厥陰頭痛

吳萸　生薑各五錢　人參二錢

加土棗煎

補中益氣湯　治氣虛及內傷　加川芎倍黃芪

四物湯　治血氣頭痛　倍芎歸加白芷細辛

調中益氣湯　治氣血俱虚頭痛加蔓荆子細辛川芎

白芍半夏天麻湯　治痰厥頭痛

清空膏　治偏頭痛兼治風濕熱頭痛上壅頭面及腦痛不止者除血虚頭痛不治

川芎五錢　柴胡七錢　黄連　防風　羌活　熟黄芩各一兩　炙甘草　生黄芩各一兩五錢

右末入盞内茶調如膏少用白湯送下臨卧服三錢

選奇湯　治眉稜痛

羌活　防風各二錢　甘草一錢夏生冬炙　片芩一錢五分

煎服

茶調散　治諸風上攻頭目昏痛鼻塞聲重

薄荷四兩　荊芥　川芎　羌活　白芷　炙甘草各一兩　細辛五錢　防風二錢五分

右末清茶調下

安神湯　治頭痛頭旋眼黑

生炙甘草各二錢　防風二錢五分　柴胡　升麻　生地　知母各五錢　酒栢　羌活各一兩　黃芪二兩

水煎一沸，加蔓荆子五分、川芎三分，再煎，卧時服

徹清膏

蔓荆子 細辛各二分 薄荷 川芎各三分 生炙甘草各五分

藁本一錢

右末，茶清調下三錢

茶煎散

川芎一錢 甘草三分 薄荷 白芷 防風 細辛

羌活 荆芥 藁本 夷辛各五分

加茶葉一撮，水煎

胃脘痛

胃脘痛者俗謂之心痛古方名爲脾痛蓋胃之上口名賁門賁門與心相連經所謂胃脘當心而痛者是也其症由清痰食積欝于中七情九氣觸于内以致清陽不升濁陰不降而肝木之邪得以乘机侵侮而爲病也然病不一有眞心痛者客寒觸犯心君或汙血冲心手足清黑過節脘者但朝發夕死其餘有痰有火有死血有客寒犯胃有虛痛實痛有食積痛有蟲痛者治火痛用牛黄丸至效煎劑用芩連山枝末

同白蒺藜治痰用玄明粉湯用二陳加枳殼枳實片苓山梔木香少許治死血在胃脘宜桃仁承氣湯加玄胡紅花歸尾先用韮汁頻呷之治客寒犯胃用草豆蔻㧞止之如神或蘇合丸湯用薑砂仁木香虛痛以物按住則痛止治宜理中二陳加和血藥久病元氣虛弱肢體怯薄脉弱手欲按者六君子湯加砂仁香附實痛因氣怒飲食卒痛便秘心胸高起手不可按是也二陳加行氣消食藥蟲痛者面上必有白癍唇紅時作時止二陳加苦楝根煎服丹溪曰治心痛

雖分新久若明知身受寒氣口食寒物於初病之時當用温利温散之劑若稍久而成欝欝則成熱若用温劑寧不助火添病乎故古方多用山梔爲君熱藥爲之引導則邪易散病易退此病雖久不食不死若痛方止卽恣口腹痛必再作此確論也

火脉浮數　痰脉滑食　死血脉濇　寒脉沉遲

虛脉軟弱細小　痛甚脉伏

用效煎藥方　痰火兼治

陳皮　玄胡　貝母　赤茯　青皮　香附各七分　山

梔一錢　草豆蔻二分　川芎　厚朴各五分

有死血加丹皮桃仁　有猛痰　加膽星半夏

牛黃丸　治火痛神驗

大黃　白牽牛頭末各一兩

爲末丸粟米大強人服一錢二分弱人服七八分

白蒺藜散　治火痛

白蒺藜桃柳条同炒末酒調下一錢

治痰痛用玄明粉白湯送下一錢二分

桃仁承氣湯　治死血在胃脘作痛本方加玄胡紅花歸

尾先用韭汁頻呷之

草豆蔻丸　治客寒犯胃作痛

豆蔻　半夏　澤瀉各一兩小便利者減半　橘皮　吳萸

人參　薑蠶　黄芪　益智仁各一錢　甘草　炙甘草

歸身　青皮各六錢　桃仁七箇　麥芽一兩五錢　神麴　柴

胡脇不痛者減半　薑黄各四錢

右除桃仁另研餘末蒸并丸桐子大白湯只可用

一二服

二陳湯　治氣怒飲食卒痛便秘心胸高起手

不可按本方加行氣消食藥

治虫痛二陳加苦練根煎服

先笑散　治心氣痛不可忍小腸氣痛

蒲黃　五靈脂各等分

先以醋調二錢煎成膏入水一鍾煎食前服凡見心膈大痛攻走腰背發厥嘔吐諸藥不效者就吐中以鵞翎探之出稠痰碗許而痛即止

泰山奪命丸　治心氣虛痛至驗本方并服法錄附尾集

黃丸子　治心痛極驗并治裏急後重作痢亦

效

木香　檳榔　茯苓各五錢　三稜　莪术　青皮、甘草各四錢　陳皮　黃連　黃栢　黃芩各六錢　大黃　牽牛各一兩　白芨七錢　香附八錢　枳壳

右末蒸豆大視虛實量用之

腹痛

丹溪曰腹痛有寒有火熱有死血有食積有濕痰有虛有實夫寒痛者常痛而無增減成無已曰陰寒為邪則腹痛而兼吐利治宜理中湯加吳茰玄胡甚者入桂附火熱痛者時痛時止原病式曰熱鬱於內則腹滿堅結而痛不可例言為寒也脉洪者黃芩芍藥湯便秘脉大者宜下之調胃承氣湯備急丸死血痛者痛有常處而下移成無已曰邪氣聚於下焦浸液不通氣血不行或溺或血留滯於下是生脹碍小便

利者宜川芎白芍歸尾桃仁紅花跌打瘀血宜桃仁承氣若小便不利者則爲溺滯非蓄血也食積痛者痛甚欲便大便之後則痛減脈弦宜溫散之保和丸加行利藥以食得寒則滯或用吐法濕痰痛者凡痛大小便不利脈滑以痰因氣滯而聚阻碍道路氣不得宜通故痛治宜開痰開鬱二陳湯實痛者腹脹滿手不可按元氣實者宜蕩之大承氣湯虛痛者以手按之則痛止戴氏云其人本體原弱或大病後氣血兩虛得之不可俱例于諸痛不宜服參芪之藥急投

温補重劑四君子理中加順氣藥汗多倍參芪炒芍藥治腹痛必用温散藥以其鬱結不行阻氣不運故也凡人臍下忽火痛人中黑色者多死不治師云凡在胃脘下痛者多屬食積遶臍痛者屬火臍左右少腸痛者多屬死血小腹痛者屬寒當宗此辨之 醫書云白芍藥惟治血虚腹痛餘痛俱不治今考古方腹痛用白芍四錢生甘草二錢甚效又考白芍不惟治血虚而能大行氣腹痛榮氣不從逆于肉裏今得白芍行其榮氣又用甘草之緩和其逆氣此不治之

治乃所以深治之也

用效治腹痛方

白芍二錢五分 生甘草一錢 青皮 陳皮 砂仁 玄胡 山枝各七分 烏藥五分

如痛連兩脇者加柴胡七分有熱衝上加黄芩五分

加味理中湯 治虚寒作痛

人參 白朮 甘草 乾姜 玄胡 甚者入桂附

黄芩芍藥湯 治火痛脉洪

調味承氣湯　治火痛便秘脉大

備急丸　治同上

桃仁承氣湯　治死血痛

四逆湯　治小腹痛

保和丸　治食積痛本方加行氣利氣藥

二陳湯　治濕痰痛本方加導痰開鬱藥

大承氣湯　治實痛腹脹滿手不可按者

六君子湯　治虛痛以手按痛止

承氣湯　治遶臍痛

腰痛

丹溪曰腰痛有腎虛有瘀血有寒濕有濕熱有痰積有挫閃痛而不已者屬腎虛痛有定處日輕夜重大便黑小便黃赤者屬瘀血往來走痛者屬痰積腰冷身重如帶五千錢或遇陰寒卽發晴暖卽減者此屬寒濕痛而或作或止者屬濕熱治法腎虛者脈大宜補之煨腎丸及煎劑杜仲枸杞知栢山萸兎絲子瘀血者脈濇宜逐之四物加桃仁紅花蘇木乳香没藥濕熱者脈緩宜分利之滲濕湯蒼术湯加杜仲黃栢

川芎，痰積者脈伏滑，宜開導之，二陳湯加蒼朮、南星、竹瀝；杜仲挫閃者，宜行之，用如神湯；寒濕痛即腎着痛，治宜流濕兼用溫散，腎着湯。經曰：動搖不能，腎將憊矣。故腰痛雖有五症，其原皆本於腎虛。蓋腰者，腎之府，人身之大關節，諸經皆貫於腎而絡於腰，故腎經一虛而腰痛之諸病作矣。經曰：邪之所湊，其氣必虛。諸腰痛不宜用補氣藥，亦不可峻用寒凉藥。

煨腎丸　治虛痛不止

杜仲炒去絲，研末，用雄猪腰切開，入末，濕紙包裹，慢火煨熟，紙乾腰香為度，清晨食一二個，酒下。

補腎丸　治腎虛作痛

四物湯　治瘀血作痛本方加桃仁紅花蘇木乳香没藥

滲濕湯　治寒濕所傷身體重着如坐水中

蒼术　白术　甘草　茯苓　乾薑　橘紅　丁香

加生薑南棗煎服

蒼术湯　治濕熱腰腿疼痛

防風　黄栢　柴胡　蒼术

薑二片煎

二陳湯　治痰積痛脈伏滑本方加蒼术南星竹瀝杜仲

如神湯　治挫閃腰痛

川歸　肉桂　玄胡　丹皮　桃仁

腎着湯　治腎虚傷濕身重腰冷如坐水中不渴小便自利

乾薑　甘草　茯苓　白术

立安散　治腰痛

橘子　杜仲各二錢

共末酒水各半煎二三沸

獨活寄生湯　治腎氣虛弱風濕流注腰膝攣拳掣痛不得屈伸或緩弱冷痺行步無力

獨活　桑寄生　細辛　牛膝　秦艽　茯苓　白芍　桂心　防風　人參　熟地　當歸　杜仲　甘草各五分

空心煎服下利者去地黃

當歸拈痛湯　治濕熱腰痛上牽肩背肢節疼痛胸膈不利

白术四分　人參　升麻　苦參　葛根　蒼术各五分　防風　知母　澤瀉　生熟地　猪苓　當歸各六分　茵蔯　炙甘草　羌活各八分

煎服

磨腰丹　治老人虛人腰痛

附子尖　烏頭尖　南星各二錢五分　雄黃　硃砂各一錢　樟腦　丁香　乾薑　吳萸各一錢五分　麝香

右末蜜丸龍眼大每一丸薑汁化開如粥厚火煆熱置掌中磨腰上候藥盡粘腰上烘綿衣包

縛定隨覺熱如火一日換一次

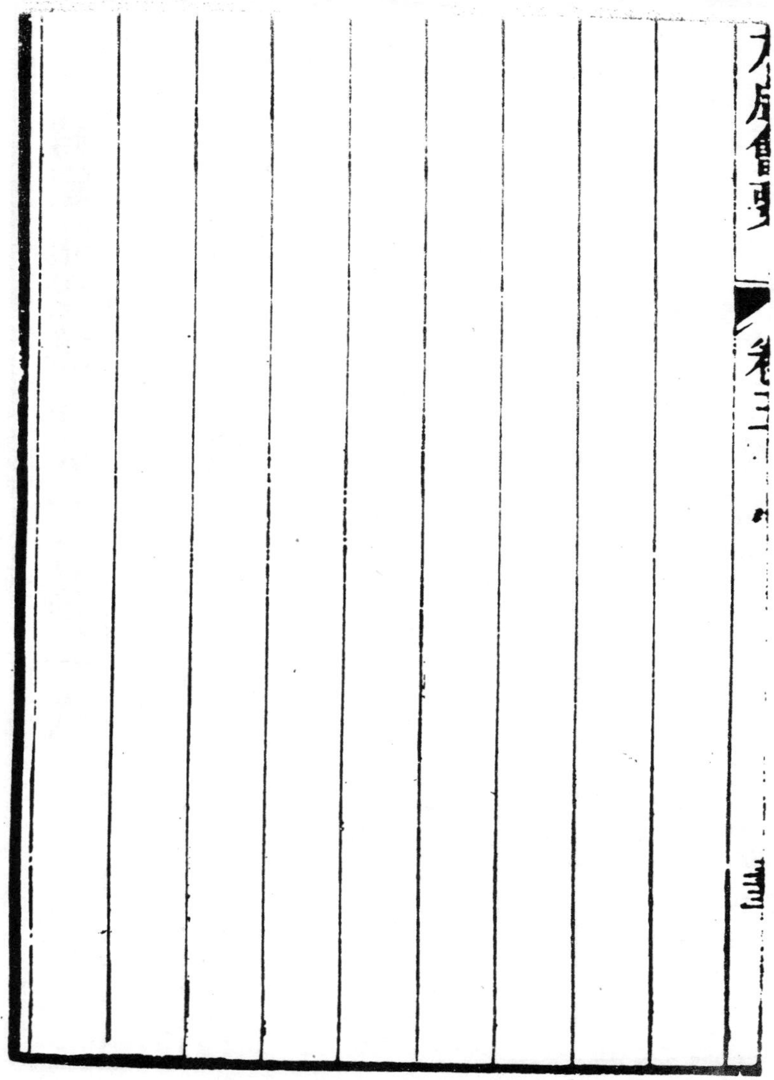

背痛

經曰背者胸中之府背曲肩垂府將壞矣是知背者太陽膀胱經所主夾脊四肢直下其位高其氣清凡病犯背者咸稱重病若發背若對口若肩背大痛輕者可救重者難治除外科所屬姑置勿論而背痛之症亦有五焉按經云諸陽受氣於胸中而轉行於背若三陽之火盛而潛行於背則背痛難忍始發者即以當歸拈痛湯合蘇子降氣湯加減用之則升清降濁而火可散濕亦流矣如病積日久氣血日衰邪着

不去嘗見其危者衆矣又有寒氣積於胸中而爲心痛徹背背痛徹心仲景用烏頭赤石脂丸以溫散之所謂溫中散表皆不遠熱也又有痰涎流易在背或隱隱酸痛或一點掀痛或上下左右更換而痛蓋氣滯痰亦滯氣行痰亦行故濕痰宜燥結痰宜潤皆以順氣爲先氣順痰行痛自息矣又有腎氣不循故道逆而上行藏病必傷於府背重而痛如有所負而然必用滋腎丸或四物加知栢杜仲牛膝壯水之主以制陽光水足則又循故道而痛愈矣又有病後虛損

元氣不充以入之亦有汗多亡陽汗過多則心掖損耗陽氣不足故致痛也二者皆當温補不可用踈刷之藥愈疎刷則愈痛此理至微不可不察

背痛神驗方

羌活　赤茯各八分　秦艽　片芩　陳皮　半夏各七分

蘿蔔子　防風　烏藥各五分

薑二片温服

當歸拈痛合蘇子降氣湯　治肩背痛濕熱甚

人參　白朮　苦參　秦艽各四分　知母　黃芩　當

歸　羌活　蘿蔔子各五分　升麻　葛根各二分　茵蔯

蒼朮　蘇子各三分

薑三片煎服仍看病症出入加減

火盛背痛方　如平素弱必兼滋補

人參　茯神　當歸　川芎　羌活　秦艽　片芩

知母　蘇子　蘿蔔子

加薑棗

仲景烏頭赤石脂丸　治心痛徹背背痛徹心

蜀椒　烏頭　附子　乾薑　赤石脂

右末蜜丸桐子大食前服二一九每日三服

痰涎流易在背作痛方

陳皮 前胡 片芩 花粉各七分 草寇仁 香附 羅蔔子各五分 赤茯 半夏各一錢 海粉 羌活各八分 生甘草三分

薑棗煎服

腎氣熱甚不循故道逆上太陽作背痛方

熟地 白芍 當歸 黄栢 知母各一錢 杜仲八分 石斛 甘草稍各五分 蘇子三分 桂一分 淡竹葉四分

益元養榮湯

白术　黄芪　歸身　棗仁各八分　茯神　麥冬各七分

川芎　麻黄根各五分　五味十粒　升麻二分

加龍眼四箇

脇痛

胸脇者肝膽二經往來之道路也故木氣之傷痛在胸中肝氣實盛痛連兩脇然病有數症焉歲木太過肝氣旺盛兩脇充滿莫能舒泄壅脹爲痛勢急難支此肝火之盛也稀涎宿痰流注兩脇或僻一脇綿綿隱痛或作或止一有嘔惡則弔動掣痛久則形腫色赤硬堅不移若以腫毒治之增劇此痰氣之結也心生血肝納血肝有熱則妄行注於脇則脇痛或紫黑或結塊上部抵當湯中部桃仁承氣湯皆稱捷劑此

汚血之積也又歲金肅烈制木太過致肝氣鬱而不伸兩脇痛而不止此惟抑金扶木瀉白散合阿膠四物湯益瀉有餘補不足使兩氣和平則痛自止此肝之被鬱也又有傷寒往來寒熱胸脇痛耳聾此雖屬少陽然膽者肝之腑痛甚則肝亦受傷惟小柴胡加牡蠣龍膽草則二經皆平矣此傷寒虛熱也又有食填太陰肝氣被壓然肝者將軍之官其性極烈不受壓制上衝之則胃脘痛橫行之則兩脇痛惟消食順氣少兼溫散則食下而肝氣自舒脇痛自止有醫言

脇下一条扛起作痛者食積也然飲食入胃安得出脇扛起必食積偏墜一邊而近脇作痛故醫云然孰信哉信乎理而已矣又有挫閃跌撲一症或氣鬱或血積亦作脇痛若以涼血治之則痛益甚須用行血行氣之劑而兼溫藥以散之輒效又有陰虛陽虛二症皆屬不足非可以有餘者例治也陰虛火動有咳嗽邪動兩脇而痛者有肝氣橫行兩脇而大痛者此相火也用蘆薈丸二痛皆止但勞症本病莫之能療其肝氣虛并元氣弱而痛者若以肝氣實盛治之立

禍惟用四物少加炒鹽以補肝用四君子少加苓柴以補益氣則虛回而痛自止矣凡此皆身親歷而知非敢泛論以悮人也

當歸蘆薈丸　瀉肝火太盛之要藥因內有濕熱兩脇痛甚伐肝木之氣肝實者宜之

當歸　龍膽草　梔子　黄連　大黄　蘆薈　青黛各五錢　木香二錢五分　麝香五分另研

右末神麯糊丸桐子大服廿丸薑湯少少嚥下又方內加柴胡五錢青皮一兩

加減小柴胡合龍膽瀉肝湯　治肝火盛脇痛

柴胡一錢　人參　青皮　車前各五分　龍膽草　梔子各四分　半夏　黄芩各七分　甘草三分　白芍一錢　歸稍六分

薑一片煎服仍服蘆薈丸三次

又用效方　治肝火太盛脇痛不止服一二劑頓愈

青皮　陳皮　柴胡　牡蠣各七分　白芍一錢六分　片芩

蘿蔔子五分　龍膽草四分　厚朴三分　生甘草　黄連各二分

薑一片煎服

伐肝養血潤燥湯　治脇痛因火盛血衰洩赤便秘

青皮　柴胡八分　龍膽草　川連　通草五分　白芍　歸稍　桃仁一錢　生地　郁李仁　山枝七分　棗二枚煎服

去痰散腫降火開鬱方　治痰注脇下形高色赤大痛

膽星　香附　赤茯　黄連　羌活五分　陳皮　海粉　片芩　歸身七分　半夏　松節　白芥子一錢　薄荷四分

加薑汁二匙童便竹瀝

抵當湯　治污血脇痛

桃仁承氣湯　治同上

瀉白散合阿膠四物湯　治肝氣被鬱脇痛

保和丸　治食積脇痛

四物湯加鹽炒　治元氣虛弱脇痛以補肝

四君子湯　加柴苓以補氣

小柴胡湯　治傷寒寒熱往來耳聾胸脇痛本

方加牡蠣龍膽草

推氣散　治右脇痛甚脹滿不食

薑黃　枳殻、桂心各五錢　甘草三錢

右末每服二錢薑湯下

枳芎散　治左脇痛

枳實　川芎各五錢　炙甘草一錢五分

右末每服二錢薑湯下

諸氣

經曰百病皆生於氣是氣也在外則護衛皮毛充實腠理內則導引血脈調和陰陽週流一身運化不息源出中焦總統於肺曷嘗病於人也惟夫人七情之交攻五志之間發是爲冷氣滯氣逆氣上氣之諸症作焉其原皆由肺受大邪氣得上升之化有升無降河間所謂五志過極卽爲火丹溪所謂氣有餘便是火治法當分有餘不足邪氣有餘宜行之正氣不足宜補之冷氣宜温必明知身受寒氣口食冷物方作

冷治如病人自覺冷氣從下而生此上升之氣自肝而出中挾相火自下而上其熱爲甚乃火極似水陽亢陰微非眞冷也氣滯宜開氣上宜降氣在胸臆爲痞滿刺痛伏梁等症二陳加枳實黃連桔梗瓜蔞木香氣在下焦爲奔豚七疝等症二陳加桃仁山查橘子茴香川楝荔枝氣在兩脇築攻作痛二陳加青皮柴胡白芍龍膽草氣在中焦爲痞滿脹急二陳加木香厚朴檳榔枳殼或平胃散以平其敦阜之氣惟婦人胎前産後一切氣疾但用四物湯爲主少加疎利

行氣藥大抵男子屬陽得氣易散是以男子之氣病少治宜調氣以養血女人屬陰遇氣多鬱故女人之氣病多治宜調血以和氣此治氣之大旨也又按人身之氣有七有宗氣榮氣衛氣中氣元氣清神冲和之氣上升之氣惟宗氣尤爲一身之主氣起自氣海下一寸五分上出于胃輸散于五臟六腑若宗氣不虛雖症重不死凡病人危篤之際而喘息奔急是宗氣將絶有出無入也

清膈丸　治濕熱氣滞

黃芩　黃連各五錢　香附一兩五錢　蒼朮二兩

用瓜蔞仁搗爛和米丸如菉豆大熱水送下三四十丸

正氣天香散　治婦人一切氣痛

烏藥　陳皮　紫蘇　乾薑各一錢　香附二錢

爲末調服二錢

木香檳榔丸　方見痢疾

蘇子降氣湯　治氣不升降痰涎壅塞氣逆作痛發喘

川歸　甘草　前胡　厚朴五分　肉桂三分　陳皮七分　半夏

蘇子一錢

薑二片棗二枚

二陳湯加減　治諸氣

氣在胸臆爲痞滿刺痛伏梁　本方加枳實黃連

桔梗瓜蔞木香

氣在下焦爲奔豚七疝　本方加桃仁山查梔子

茴香橘子川練荔枝

氣在兩脇攻築作痛　本方加青皮柴胡芍藥龍

膽草

氣在中焦爲痞滿脹急　本方加木香厚朴檳榔

枳殼

平胃散　平敦阜之氣

四物湯　治婦人胎前產後一切氣疾

疝氣

疝有七寒水筋血氣狐癩專諸肝經與腎無干子和七疝辨之詳悉但一例施攻下之法其言非是古方自素問之下皆以為寒以寒主收引經絡得寒則收而不行所以作痛東垣丹溪獨斷以為濕熱在經鬱而至久又外得寒氣不得疎散所以作痛此發前人所未發故治法宜却逐本經之濕熱消導下焦之瘀血而以寒因熱用之法立分處治其濕熱又當分多寡而治濕則腫多癩疝是也又有因痰飲食積死血

鬱結爲痛及因水氣作腫者亦有挾虛而發者其脈沉緊豁大無力當以參术爲君佐以疎導藥

七疝見症

寒疝者囊冷結硬如石陰莖不舉或控睪丸而痛得之於坐卧濕地或寒月涉水或值雨雪或坐卧硬石或風冷處使內過房久而無子宜用温劑水疝者腎囊腫痛陰汗時出或囊腫如水晶或痒而搔出黄水或小腹按之作水聲得之飲水醉酒使內勞汗出而遇風寒濕之氣聚於囊中故冷水令人爲疝宜當逐

水

筋疝者陰寒腫脹或潰爲膿裹急筋宿或莖中作痛痛極則痒或挺縱不收或出白如精隨溲而下得於房室勞傷及邪氣所使宜降心火

血疝者狀如黃瓜在兩傍橫骨兩端約紋中俗名便癰得之重感夏秋火燠勞於內使氣血流溢滲入浮囊留而不去結成癰腫膿少血多宜和血之劑

氣疝者其狀上連腎腧下及陰囊多得於號哭忿怒則氣鬱而脹號哭怒罷即氣散者是也宜散氣之劑

小兒亦有此疾俗名偏墜得之於父或老或少多病陰痿精怯强力入房因而有子禀胎病也此症難治

狐疝者狀如仰瓦卧則入小腹行立則出腹入囊中如狐晝出穴而溺夜入穴而不溺此症出入往來上下正如狐相類也亦如氣疝大同小異宜用逐氣流經之劑

㿗症者其狀陰囊大如升斗不痒不痛得之於地氣卑濕江淮最多宜去濕之劑女人陰戶凸出雖亦此類乃熱則不禁故也不可便認爲虛寒而温之補之

本名曰瘕宜以苦藥下之以苦堅之

治疝通用效方

陳皮　青皮　小茴　柴胡各七分　玄胡　橘子各八分

黃栢　山查　龍膽草　神麯各五分　川楝子一錢　荔枝核二箇打碎

薑三片煎服

寒疝加吳茰一錢　烏頭八分　去黃栢

水疝加猪苓　蒼术　澤瀉

筋疝加大茴香　黃連　連翹各七分　瀉心火

血疝加桃仁 紅花各八分

氣疝加烏藥 香附各八分 去茴香

狐疝加烏藥八分 草豆蔻仁五分 與氣疝同治

癩疝加蒼术 白芷 川芎各七分

凡治疝辨寒熱痛而不止主寒或作或止主熱

疝氣丸

小茴 川練 玄胡 黃栢 橘子 柴胡各五錢 青皮 甘草各三錢 龍膽草 山查各二錢

右末麵糊丸桐子大人虛加茯苓白术各五錢

疝氣神方其痛甚至上冲如物築塞心胸臓欲死手足冷者二三服除根

硫黃火鎔化即投水去毒取起研細兼用荔核炒黃爲末陳皮同煎共三味研末以飯爲丸桐子大每服十五丸淡酒下其痛立止亦不可過也

治癩疝不痛方

南星　蒼朮　神麯　白芷　山查　川芎　枳實

半夏　海藻　昆布

薑三片

五葉湯

枇杷葉　野紫蘇葉　椒葉　蒼耳子葉　水晶蒲

桃葉

五味共煎洗諸疝卽消痛止

補脾理疝方　治久疝原起於瘧漸發小腹脹

劇陰囊痛此肝尅脾而成疝久不消難獨以疝

氣治之當淸補兼施

白术　茯苓　扁豆　薏仁　山查肉　神麯　白

芍　靑皮　玄胡　梔子仁　川楝

加橘子七分煎服

脚氣

內經曰傷於濕者下先受之蓋脾主四肢足居於下多受其濕濕鬱成熱濕熱相縛其病多矣然有因外得者有自內生者其爲濕熱之患則一見症惡寒發熱狀若傷寒但足脛紅腫筋攣掣痛舉步艱難此爲別耳輕者止於足痛重者由足痛入陰器抵少腹歷脇肋上頭又甚者則脚氣冲心誤治立殞治法以防已飲爲主方兩臂痛者加威靈仙兩脇痛者加膽草風加萆薢濕加木瓜苡仁食積流注加山查神麯麥

芽足氣冲心防己飲合四物湯或東垣健步丸外有足根痛者此屬腎虛又非脚氣論也防己飲內用生地犀角以心火下流與濕熱相縛故用耳治脚氣忌補氣及淋洗脚氣自外得者山嵐卑濕涉水驟雨及濕熱之地足先受之濕鬱爲熱故發動爲痛自內生者瓜果茶水酒漿油麪及煎炙有濕有熱先入於胃上輸於脾脾流濕熱直行於足以脾脈主四肢也故腫爲濕痛爲火不易之論也

防己飲

黃栢　蒼朮　白朮　防已各七分　生地　檳榔　川芎各五分　犀角屑　甘草稍　木通　黃連各三分

食前服

内有熱加黃芩七分　熱甚及天時暄熱加石羔　痰加南星竹瀝薑汁　大便秘加桃仁　小便秘澁加牛膝木瓜薏仁酌而用之　如常腫者專主於濕熱　治肥人必加痰藥

健步丸

蒼朮　歸尾各一兩　生地　陳皮　白芍各一兩五錢　牛膝

吳萸　條芩各五錢　大腹子三錢　桂枝二錢

共末蒸餅爲丸桐子大每服八十丸白朮木通各一錢煎湯下食前服

四物湯　治血熱轉筋本方加桃仁紅花煎服

方症會要卷四目錄

耳病　目病
口病　健忘怔忡驚悸
三消　赤白濁
淋秘　黃疸
調經　大便血症

耳病

內經曰耳爲腎之外候又曰腎通竅於耳蓋耳之所主者精精氣調和腎氣充足則耳聞而聰若勞傷氣血風熱襲虛使精脫腎憊則耳轉而聾是故有氣虛耳聾者有腎虛耳聾者有上焦手少陽經熱而聾者有氣逆耳聾者有大病後腎水枯涸陰火上炎耳痒耳鳴時聞如鐘鼓之聲者治法氣虛補氣腎虛滋腎熱者開痰散風熱氣逆順氣大病陰虛火動者四物湯降火統宜瀉南方之火補北方之水無不安者錢

仲陽曰腎有補而無瀉厥有旨哉

蔓荆子散　治上焦熱耳鳴而聾及出膿汁

炙甘草　升麻　木通　赤芍　桑皮　麥冬　生地　前胡　菊花　赤茯苓　蔓荆子各五分

薑三片棗二枚

大補丸

黄栢水丸

氣虚四君子湯　血虚四物湯下

滋腎丸　補腎丸　凡鳴聾皆陰虚火動　或補腎丸　虎潛丸

目病

東垣曰按內經云五臟六腑之精氣皆上注于目而爲之睛脾之精爲眼窠腎之精爲瞳子心之精爲目之總絡肝之精爲黑眼肺之精爲白眼腸胃之精爲約束裹擷筋骨氣之精而與脉併而爲系上屬于腦後出于項是故瞳子黑眼法于陰白眼赤脉法于陽然臟腑十二經脉三百六十五絡其氣血又皆禀受于脾土而上貫于目以爲明故目者心之使心者神之舍也苟精神煩亂則視岐視一物而爲兩脾虛則

五臟之精氣皆失所司不能歸明于目由此觀之醫目者若不理脾胃及養血安神是乃治標不治本也河間曰在腑則爲表當除風散熱在臟則爲裡宜養血安神如暴失明昏澁翳膜眵泪班入眼皆風熱屬表宜散表如昏弱不欲視物内障見黑花瞳子散出皆裡也屬血少勞神腎虛也宜養血安神補水又瞳子散大皆辛熱也當除風熱凉血益血以收耗散之氣芩連苦寒除邪熱之盛爲君當歸生地凉血養血爲臣五味子酸寒體浮收瞳子散大地骨皮天冬瀉

腎熱補氣或滋陰地黄丸更妙

丹溪曰目病屬風熱血少勞神腎虛又云目能遠視不能近視者腎水虧欠六味地黄丸主之目能近視不能遠視者心血不足定志丸加茯苓主之瘦人目病乃是血少兼熱須用養血少加風藥三公議論精確并宜叅究師云目病雖有風熱血虛脾虛腎虛肝木旺之不同大法暴赤腫及醫泪班膜卒用柴胡防風羌活荆芥穗白芷菊花升麻炒芩連山枝石羔玄參赤芍連翹龍膽草桔梗甘草生地歸身加減量服

凡目久痛或內障昏暗惟用熟地當歸白芷五味枸杞知栢茯神遠志丹皮山藥白朮少加菊花防風荊芥穗柴胡芩連生甘草爲佐使

治初起風熱火眼方

防風 羌活 芍藥 葛根 紫蘇 白芷 菊花 蔓荊子 甘草 有翳加木賊

薑二片葱一根取汁

滋陰補腎地黃丸

熟地一兩 生地一兩五錢 柴胡八錢 天冬 炙甘草 枳

壳　地骨皮　黃連　五味　人參各三錢　歸身　黃芩各五錢

右末蜜丸桐子大清茶下

坎離丸　治內障

定志丸　治心血不足不能遠視

人參一兩　遠志　蒲黃　茯苓各二兩

右末蜜丸桐子大硃砂爲衣清米湯下一錢二分

濕熱火眼驗方

防風　石決明　黃連　木賊　連翹　青箱子

草決明　龍膽草各八分　石斛　羌活　谷精草　當歸各一錢　荆芥　梔子　生地　蟬退　黄栢各七分　黄芩八分　菊花一錢八分　燈心十根

時眼方

明礬三分　硼砂一分　欝金五分

共末爲丸滚水化開或乳點尤妙

明目方

冬至後槐角子如黑漆者洗淨晒乾不拘多少裝入黑牛膽内以八分爲滿懸于風前陰乾破膽取出用

磁罐盛每月初一日用一粒早晨滚水待冷吞下每一日漸加一粒至十五日加至十五粒止十六日復漸減一粒至三十日只用一粒朔如前早飯後用槐角獨子者不用又服法單日雙服雙日單服

治酒刺方

梹榔十箇 白茄取汁浸梹榔七次晒乾 硫黄用人乳煮過乾

等分研末唾擦即愈

治齆鼻塞肉方

枯礬研末用棉胭脂包裹塞鼻數次即愈

口病

內經曰中央黃色入通于脾開竅于口藏精于脾又曰陰之五宮本在五味陰之五宮傷在五味是以肝熱則口酸心熱則口苦脾熱則口甘肺熱則口辛腎熱則口鹹有口淡者知胃熱也外有謀慮不決肝遺熱于膽而口苦者亦有脾胃虛弱木乘土位而口酸者或膀胱遺熱于小腸膈腸不便上爲口糜生瘡潰爛又傷寒狐惑之症上唇生瘡虫食其藏者下唇生瘡虫食其肛者口之爲病種種不同治法肝膽有實

熱口酸而苦者小柴胡加青皮龍膽草甚者當歸蘆薈丸若謀慮不決肝虛而苦者人參遠志茯神甘草爲君心熱而口苦或口舌生瘡黃連瀉心湯涼膈散脾熱口甘三黃丸平胃散肺熱口辛甘桔湯瀉白散金沸草散腎熱口鹹滋腎丸大補陰丸大補丸胆熱口苦謀慮不決所致者小柴胡加麥冬棗仁地骨皮遠志膀胱遺熱于小腸上爲口糜生瘡潰爛者柴胡地骨皮湯狐惑見傷寒門凡口瘡服涼藥不愈者乃中氣不足虛火泛上無制理中湯反治之而愈葢人

參白术甘草補土之虛乾薑散火之標甚者加附子或用官桂噙之亦妙

黃連瀉心湯　治心熱口苦口舌生瘡

涼膈散　治同前

三黃丸　治脾熱口甘

平胃散　治同前

甘桔湯　治肺熱口辛

瀉白散　治同前

金沸草散　治同前

荆芥　麻黄　甘草　前胡　赤芍　半夏　旋復花

加薑棗煎

滋腎丸　治腎熱口鹹

大補陰丸　大補丸

小柴胡湯　治膽熱口苦謀慮不決本方加麥冬棗仁地骨皮遠志

柴胡地骨皮湯　治膀胱遺熱于小腸口糜生瘡

地骨皮　柴胡等分

人實加大黃朴硝以利之

治口瘡方　兼治走馬根

人中白　孩兒茶　硼砂　氷片　銅菉　麝香

加螵蛸爲末搽瘡上

又方

黃栢　細辛等分爲末搽上卽愈

理中湯　治中氣不足虛火泛上口瘡久服凉藥

不愈

清胃散　治上下牙疼，牵引头脑面发热。

当归　黄连　生地　丹皮　升麻　玄参

用效治牙痛方

葛根　升麻　石羔　知母　黄连　甘草　白芍

当归　生地

擦牙散

青白盐等分，以川椒熬水洒入盐内同炒，擦牙上出涎痛止。

又方

骨碎補炒研末擦齒出涎痛止

治牙痛大蛀牙

獨活　羌活　防風　細辛各二錢五分　秦椒一分如無用花椒二錢五分　天竺黃五分

老醋一盞共煎八分噙嗽即愈吐出勿吞須久勤為妙

哭來笑去散

雄乳胡椒麝　蓽撥良薑細　左右鼻內吹

哭來笑將去

右末等分每用少許吹男左女右鼻內立止如牙痛臉腫用紙捲藥末在內作條蘸香油點着照牙痛處火滅再燃條盡則止

擦牙散方

旱蓮草七斤　嫩槐條三斤　食鹽四十兩

醃十五日共入鍋炒枯揀去枝梗再炒鹽黑爲度收貯听用香附八兩　川大黃八兩炒黑　各共末名香黃散

骨碎補要鮮而肉色白者刮去毛切片炒至醬色爲度研細听用細辛研末听用

右各製細末每製過炒鹽十兩加香黃散二兩骨

碎補一兩細辛末六錢共和勻每早擦牙齦至熱

方驗溫水漱去

健忘怔忡驚悸

健忘者謂事有始無終言談不知首尾老人多患此虛可知矣怔忡者心中惕惕動搖不安如人將補之狀無時而作也驚悸者善恐怖驀然跳躍驚動有時而作師云治當分虛實健忘怔忡純主不足驚悸則不足之有餘也治健忘怔忡者多主心血不足精神虧欠皆用四物湯安神丸歸脾湯八物定志丸天王補心丹隨症加減若驚悸痰迷心竅者有痰因火動時作時止者治當溫膽湯二陳湯加黃連生地茯神

酸棗歸身遠志等藥仍當隨症加減勿補有餘而攻
不足也

四物湯

天王補心丹

安神丸

歸脾湯

八物定志丸

人參一兩五錢　菖蒲　遠志　茯神各一兩　白朮　麥冬各五
錢　牛黃二錢　硃砂一錢

以上五方治健忘怔忡

温膽湯

二陳湯

加黄連生地茯神遠志歸身

以上二方治驚悸

三消

內經曰二陽結謂之消東垣曰二陽者陽明也手陽明大腸主津液若消則目黃口乾乃津液不足也足陽明胃主血若熱則消谷善飢血中伏火乃血不足也結者津液不足結而不潤皆燥熱爲病也岐伯曰脉實病久可治脉弦小病久不可治當分三消治之上消者肺也舌上亦烈大渴引飲經曰心遺熱于肺傳爲膈消由火盛剋金肺熱葉焦津液枯涸人虛用治瘧湯方人強用白虎湯加花粉葛根烏梅枇杷葉

及清肺藥中消者胃也善食而瘦自汗大便硬小便數叔和云口渴飲水多飢虛癉成爲消中人虛宜補中渴甚白虎加人參黄連梔子生地人強便燥用調胃承氣三黄丸下消者腎也煩渴引飲耳輪焦乾小便淋濁如膏叔和云焦煩水易虧此腎消也治法六味地黄丸八味丸及用人參知柏車前天冬麥冬澤瀉五味熟地之類三消通用當歸燥潤湯生浸甘露飲清心蓮子飲麥冬飲四物加减用效猪肚丸火忌半夏及發汗師云曾見消者飲水數升須臾吐盡此

何以故由寒熱不相入水火不相濟故也其人終不治而死

治上消消渴

知母　花粉　葛根各七分　黃栢　柴胡　牛膝各五分

石羔看渴量加　麥冬八分

米一撮水煎

白虎湯　治強人消渴本方加花粉葛根烏梅枇杷葉

調胃承氣湯　治中消

三黃丸

六味地黃丸

八味丸　治下消

當歸潤燥丸　治三消小便多大便秘乾燥

細辛　生炙甘草　熟地各三分　柴胡七分　黃栢　知母

石羔　桃仁　歸身　麻仁　防風　荊芥穗各一

錢　升麻一錢五分　紅花二分　杏仁七個　小椒三粒

麥冬飲子　治心移熱於肺名曰膈消

麥冬　花粉　知母　甘草　五味　生地　人參

葛根　茯神

加竹葉水煎

猪肚丸

黃連五兩 麥冬 知母 花粉各四兩 烏梅一兩五錢

右末入肚内縫口煮熟搗爛丸桐子大米湯下百丸可清心止渴

清心蓮子飲

黃芪 石蓮肉 白茯 人參各七錢五分 黃芩 甘草 骨皮 麥冬 車前各五錢

發熱加柴胡薄荷

生津甘露飲

升麻　防風　甘草　防己　生地　歸身　柴胡　羌活　炙甘草　黄芪　知母　黄芩　石羔　龍胆草　黄栢　紅花　桃仁　杏仁

水煎加酒一小鍾稍熱服

赤白濁

濁者胃中濕熱滲入膀胱清濁不分大率皆是濕痰流注治宜燥濕降火兼升提之劑所謂清陽升則濁陰降耳赤者濕熱血分由心與小腸來白者熱傷氣分由肺與大腸來與婦人下赤白帶同看皆原于濕熱內傷虛損所致丹溪曰有濕痰有氣虛有血虛濕痰用二陳湯加蒼朮黃栢白朮海粉氣虛補氣用補中益氣湯加茯苓山梔血虛四物湯加行濕藥亦有心熱腎虛而成濁也當清心補腎又便濁年久不愈

小腹急痛不可忍者當作寒治東垣酒煮當歸丸或附子理中湯萆薢分清飲通用珍珠丸清心蓮子飲

二陳湯　治濕痰便濁本方加蒼朮黃栢白朮海粉赤加白芍

補中益氣湯　治氣虛便濁本方加茯苓山梔

四物湯　治血氣便濁本方加行濕藥

萆薢分清飲　治元氣不足下焦虛寒小便白濁

石菖蒲　烏藥　益智　川萆薢　白茯　甘草梢各一錢

灯心三分煎服

珍珠粉丸　治精滑白濁濕熱在內下二焦

黄栢　眞蛤粉各一觔　珍珠三兩

右末水丸桐子大空心温酒服

又方用青黛四兩不用珍珠

固本治濁丸　治胃中濕熱滲入膀胱濁下不禁

蓮鬚　黄連　茯苓　砂仁　益智　半夏　黄栢各二兩　甘草二兩　猪苓五錢

蒸餅爲丸空心酒下

九龍丸　治精滑濁下

枸杞　金櫻子　山查　石蓮肉　蓮鬚　熟地

芡實　白茯苓　當歸等分

右末麪糊丸桐子大鹽湯下

東垣酒煮當歸丸　治寒濁小腹急痛難忍

茴香五錢　黑附子　良薑七錢　當歸一兩　炙甘草

苦楝生用　丁香五分　木香　升麻　柴胡一錢　炒鹽

全蝎三錢　玄胡四錢

右末麪糊丸桐子大空心鹽湯下

附子理中湯　治寒濁

清心蓮子飲　治心熱腎虚見消門

參苓白术散　治脾胃虚

二仙丹

水陸二仙丹　治遺精白濁夢泄精脱

金櫻子一斗　芡實二斤

以芡實爲末取金櫻子黄熟者用籃承　水中杵去刺又入臼内碎去核絞取自然汁煎成飴糖和

芡實末爲丸桐子大空心淡鹽湯下

妙香散　治心虛遺精白濁

麝香一錢　人參五錢　木香二錢五分　茯苓　茯神　黃芪　遠志各一兩　桔梗　甘草　神砂二錢　山藥

每用熱酒調下二錢

天王補心丹

安神丸　治思想用心二症

人參固本丸

補腎丸

大造丸　治房夢遺精滑

淋秘

經曰飲入于胃游溢精氣上輸于脾脾氣散精上歸于肺通調水道下輸膀胱膀胱雖屬水全藉肺金爲生化之源又曰水出高源肺金爲水之母肺金清肅則通調水道而滲榮于下經謂氣化則能出者是謂平人若腎水虛竭臟病傳腑膀胱熱結清陽不能上升則濁陰不下降而淋秘之患作矣淋者小便澀澀而痛閉者小便急滿不通丹溪爲淋症雖有氣砂血膏勞五者之殊皆屬于濕熱統宜解熱利小便不可

發汗汗之必便血東垣分在氣在血治之以渴于不渴辨之渴而小便不利者熱在上焦氣分肺金主之宜茯苓澤瀉燈心通草車前瞿麥山梔麥冬黃芩以清肺氣不渴而小便不利者熱在下焦血分腎與膀胱主之宜知栢熟地滋腎丸以補腎水師云淋秘大要有三有血虛者血因火燥下焦無血道路枯塞氣降遲緩致滲泄之令失常宜補血降火四物湯加知栢牛膝甘草稍有氣虛者膻中之氣不下氣海之氣不化以致溲便不通治宜四物湯加參芪吞滋腎丸

有痰者痰熱隔滯中焦阻塞升降氣不運行以致淋澁不通治宜二陳探吐古人治淋秘卒用吐法以提其氣滑伯仁用朱雀湯多加枳桔是皆下病上取之義也通用五苓散五淋散清肺飲子小薊湯血淋方八正散滋腎丸凡淋秘脉實大者生細濇者死

五淋見症

氣淋

小便澀滯常有餘瀝不盡

砂淋

陰莖中有砂石而痛溺不得卒出砂出痛止是也

血淋

遇熱則發甚則溺血候其鼻準色黃者知其小便難也

膏淋

溺濁如膏

勞淋

遇房即發痛引氣衝

大凡小腸有氣則小便脹小腸有血則小便澀小腸

有熱則小便痛痛者爲血淋不痛者爲尿血敗精結者爲砂精結散者爲膏金石結者爲石小便澀有餘瀝者爲氣虛揣本揆原各從其類執劑之法并用通行滯氣疏利小便消解邪熱其調平心火又三者之綱領心清則小便自利心平則血不妄行最不可用補藥氣得補而愈脹血得補而愈澀熱得補而愈盛

小便淋澀亦有挾寒者良由腎氣虛弱囊中受寒見症先寒戰而後溲便蒸冷氣與正氣交爭冷氣盛則寒戰而成淋正氣盛則寒戰解而便溺又有胞系轉

戾之不通者見症臍下急痛小便不通由于強忍小便忍尿入房使水氣上逆氣迫于胞故屈戾而不得舒張也胞落則死又有孕婦多患小便不通以胞被墜下故也

血淋一症須辨血色鮮者小腸與心實熱瘀者腎膀胱冷

主方四物湯　治血虛淋秘本方加知栢甘草稍牛膝

四君子湯　治氣虛淋秘本方加黄芪吞滋腎丸

二陳湯　探吐治痰熱膈滯中焦阻塞升降氣

不運行

五苓散　五淋散　治諸淋

赤茯苓　赤芍　山梔　生甘草七錢五分　當歸　黃芩五錢

加灯心煎温服

小薊飲　治下焦熱結血淋

生地　小薊根　通草　滑石　山梔　蒲黃　淡竹葉　歸稍　甘草稍　藕節各五分

八正散　治大小便俱閉

大黄　瞿麥　木通　滑石　萹蓄　車前　山梔

灯心水煎

牛膝膏

川牛膝一合細切以新汲水五大盞煎耗其四入麝少許空心服

二神散

海金砂　滑石各三錢

灯心湯調下

搜風順氣丸　治風秘

大黄五钱　麻仁　山萸　山药　郁李仁　菟丝子

牛膝各二两　枳壳　独活各一两　槟榔二两　防风一两五钱

车前

蜜丸桐子大酒茶任下二十丸

黄疸

黄疸之病胡自而起乎經曰濕熱相交民當病癉癉者黄也夫脾胃行其津液也津液行則小便利何黄之有惟濕生乎熱熱生乎濕濕熱相生遂成滞滿由是胃氣潛衰脾氣孱弱不能爲胃行其津液致上焦不行故身不得汗下脘不通故復無小便薰蒸日久熱氣成黄熱勝濕者其黄鮮明濕勝熱者其色淡暗然亦有五者不同有酒疸谷疸黄汗疸女勞疸黄疸不必分五同是濕熱與盦麴相似愚謂五者之中惟

女勞疸另立法治非流通濕熱一法之可治也葢治濕法不過茵蔯五苓散茵蔯蒿湯大黃黃蘗梔子硝石等湯濕熱行則黃自退矣惟女勞疸是腎虛而成乃不足之症不可作行濕熱有餘治之故東垣有腎疸湯雖有參朮黃蘗等藥在其中而多用風藥以提中氣散濕熱是初起强健之人則可若腎精久虛元氣憊者亦非確論必四物知柏以壯水之主參朮以培氣之元隨症加行濕熱之劑則標本同治庶或可以收全功矣學者烏可總五疸而混同一治乎抑有

說焉傷寒發汗不徹通利不及頭汗出身無汗齊頸而還小便不利渴飲水漿此爲瘀熱在裏而發黃也其色必鮮黃連茵蔯五苓主之傷寒發汗身目爲黃小便利此爲寒濕在裏而發黃也其色必暗小建中主之有或身黃脈沉結小腹硬小便自利其人如狂又爲畜血在下焦而發黃者抵當湯主之外有黃腫一症每因濕熱衝逆清氣不行氣既不行逆於肉裏浮腫隨見當用茵蔯五苓散加木香黃連香附蔄子枳朴大黃行氣之藥則熱除腫消矣雖發黃之症可

治者固多而不救亦不少也寸口近掌無脈口渴鼻出冷氣此肺絶也形體如烟薰直視揺頭此心絶也環口黧黑柔汗發黃此脾絶也雖有神工將何爲哉

五疸見症

黃疸通身面目悉黃

酒疸心熱足熱懊憹不能食時吐其人素必嗜酒

谷疸消谷易飢難飽飽則發熱

黃汗者常自汗黃色或上身盡黃下身不黃

女勞疸者素傷於色發黃額上黑手足心熱日暮則

發膀胱急大便溏小便自利腹如水狀此爲難治

黃疸由脾胃所致當究其因分利爲先解毒次之諸疸口淡怔忡耳鳴足軟微寒發熱小便白濁此爲虛症治宜四君子湯合八物丸不可過凉劑强通小便恐腎水枯竭久而面黑色黃及有渴者不治不渴者可治

黃疸主方

茵蔯五苓散　治傷寒或伏暑發黃小便不利煩渴等症本方倍茵蔯入薑棗煎

茵蔯茯苓湯　治發黄脉沉細數四肢便澀煩渴

茯苓　桂枝　猪苓各一錢　滑石一錢五分　茵蔯二錢

脉不出加當歸一錢　一滑石一錢五分　茵蔯二錢

茵蔯蒿湯　治身熱鼻乾汗出陽氣上奔小便赤澀濕熱發黄

茵蔯一兩　梔子三錢　大黄三錢五分

茵蔯大黄湯　治傷寒大熱發黄面目俱黄小便赤澀

茵蔯　梔子　柴胡　黄蘖　黄芩　升麻　大黄

各七分 龍胆草二分

燈心三分煎

梔子蘗皮湯

梔子 黃蘗 黃連五分 各三錢

煎服

四物湯 治腎疸本方加知蘗參术

黃連茵蔯五苓散 治傷寒瘀熱在裏發黃

小建中湯 治傷寒濕在裏發黃

抵當湯 治畜血在下焦發黃

提金丸　治黄腫

蒼朮　白朮各二兩　甘草五錢　陳皮　神麯　麥芽各一兩五錢　針砂　香附各六兩　厚朴一兩

有塊加三稜莪朮各一兩五錢

調經

內經曰女人七歲腎氣盛齒更髮長二七而天癸至娠脈通太冲脈盛月事以時下然月事何獨於婦人蓋男屬陽氣多血少女屬陰氣少血多故男子血生於心納於肝以次入腎而變精女子血生於心由心經胞落下肝腎其有餘者注胞胎而爲月事壬水所謂陰盛海滿而去血也月事有調有不調何也蓋衝爲血海任住胞胎手太陽小腸之經手少陰心經也此二經相爲表裏在上爲乳汁下爲月事是月水乃

經絡之餘若平人冷熱調和氣血不傷則衝妊二脈氣盛太陽少陰所主之血宣流依時而下三旬一見似月盈則虧之象故曰月事若勞傷血氣寒溫乖適經脈則虛虛則邪氣乘之邪客於血或寒或溫寒則血結溫則血消此月事因不調卽經所謂月事不來胞脈閉者是也推其不調之症有經閉不通者有經絶不行者有終身不月者有先期後期乍行乍止血鮮血淡疼痛帶濁之不同治當推類求之經閉不通者因瘀血內積時常作痛致閉不通此症易治不過

一驅逐之功耳經絕不行者有因心事不遂致心血虧欠故壬之血以歸肝而出納之令枯竭矣有相火妄動煎熬眞陰薰蒸血海名曰血枯此症勞病多主之有二陽之病發心脾男子不得隱曲女子則不月二陽者胃與大腸也胃主納食大腸主運化經曰食氣入胃濁氣歸心淫精於脈飲入於胃游溢精氣上輸於脾今腸胃既病則不運不化心脾何所資乎心脾無資則男不生精女不生血在男子則不得隱曲在女子則月事不行此卽經絕之候又脾與胃爲表裏

久則傳入於脾爲風消風消者銷爍羸瘦以脾主肌肉故也肺與大腸爲表裏久則延入於肺爲喘息奔急以肺主氣故也兼入心則三臟二腑俱病故曰死不治女人終身不月者必便血蓋胃口名賁門與心相連血錯經妄行不入肝而入胃脘下出幽門達小腸蘭門以次傳入大腸此祕驗也經水先期多屬血熱四物湯用生地加丹皮芩連香附血色鮮紅更主熱甚所謂熱則流通上項藥倍生地丹皮芩連白芍過期瘦人多屬血少四物倍熟地當歸參术炙甘草

紅花少許過期血淡者屬血虛挾痰二陳加川芎歸
芎香附阿膠血紫者氣之熱血黑者熱之甚血塊者
氣之滯多作腹痛紫黑宜四物湯生地加香附芩連
丹皮玄胡蒲黃血塊用芎芎歸尾五靈脂三稜莪朮
香附桃仁紅花腹痛甚者加乳香沒藥刼而止之凡
行未盡而乍止有三義有暴怒鬱結致氣滯不行宜
芎歸香附玄胡紅花炒白朮丹皮烏藥木香之類以
行之有形寒飲冷以致經血凝結宜前項藥中加砂
仁乾薑消息之有傷寒經水適斷熱入血室往來寒

熱似瘧非瘧或晝則明了夜則譫語如見鬼狀俱用小柴胡湯將行作痛屬氣血實一云氣之滯俱用生地川芎歸尾炒連香附桃仁紅花玄胡丹皮莪朮白芷行後綿綿作痛屬氣血虛亦用四物倍歸身阿膠參朮紅花炙甘草以補之亦有血行氣滯致行未盡者宜上項藥選用仍加木香檳榔香附玄胡莪朮烏藥以行之經下帶行赤白者屬濕熱宜二陳合二妙散凡治女病首重調經調經大旨不外乎此善學者論症察脈而詳究之思過半矣

調經主方

四物湯調經總司等分煎服

虛中有熱月事不來本方加條芩

先期屬月熱本方換生地加丹皮芩連香附

過期屬血少本方倍熟地當歸加參朮兼痰藥

過期色紫黑有塊作痛屬血熱本方加香附黃連

常不及期屬血熱本方加芩連香附肥人兼痰藥

血枯經閉本方加桃仁紅花

瘦人子宮無血精氣不聚亦令無子本方加養血陰藥

經水臨行作痛屬血實一曰瘀血鬱滯本方加桃仁香附黃連紅花或加玄胡莪术熱加柴胡黄芩

二陳湯　治過期色淡挾痰本方加芎歸

八物湯　治經行後作痛氣血俱虚

導痰湯　治肥人軀脂滿經閉本方加芎歸黃連不可用地黄以其凝滯也如用必加薑汁炒肥人少子亦由痰多脂膜閉塞子宮不能受精施化也宜服此

經行赤白帶屬濕熱四物湯合二妙散

通行調經養血清熱方

當歸 白芍 條芩各七分 茯苓 白朮各八分 生地

知母 香附 陳皮 丹皮各五分 玄胡四分 黃連

甘草各三分

加蓮子四個水煎

治過期不行方 補血行血

川芎 白芍 甘草各五分 熟地 莪朮 木通各八分

桃仁一錢二分 香附 蘇木各一錢 當歸一錢五分 桂三分 紅花

三分

食遠煎服

治先期方　養血凉血

歸身一錢五分　川芎　阿膠　艾葉　知柏　甘草各五分

生地、條芩　香附各一錢　黃連　白芍各八分

固經丸　治過期不止滋陰帶澀

黃芩　龜板　白芍各一兩　樗根白皮七錢　黃蘗三錢

香附二錢五分　酒糊丸

治室水經水不通方

晚蚕沙一兩

研末酒煮一沸服下立通

膠艾湯　治勞傷虛血衝任虛損月水過多淋瀝不止

阿膠　川芎　甘草各五分　白芍　熟地各一錢　艾葉　當歸各七分　一方加地榆黃芪

烏藥湯　治婦人血海疼痛

常歸　甘草　木香　烏藥各一錢五分　香附一錢

經水不調腹中行時作痛體厚者服之甚效

歸尾　茯苓各一錢　生地　赤芍　香附　玄胡　條

芩各八分　丹皮　陳皮　烏藥各七分

養血調經丸　瘦弱者宜此

生地　當歸各一兩　川芎　阿膠　條芩　蒼朮　白朮各七錢　赤芍　丹皮　人參　黃蘗各五錢　益母草八錢

煉蜜丸

至驗沒藥散　治經閉作痛服之卽行痛止

沒藥五錢五分　桃仁　紅花

爲末酒調下

赤帶方　赤屬血分自小腸來濕熱俱多

黃芩 黃連 黃蘗 山梔 蒼朮 丹皮 當歸

生地 芎藭

魏元君濟生丹 治白帶

蕎麥粉一兩雞子白二味爲丸白水下

赤白帶及經水先期

白朮 蒼朮各七分 黃蘗三分 當歸 白芍各八分 條芩

玄胡 香附 陳皮 川芎 天花粉各五分

水煎食遠服

崩漏主方 崩漏多因氣所使而下

香附 歸身 白芍 熟地 白朮 棕梠灰一錢
川芎 黃芪 蒲黃 地榆 人參各五分 麻黃三分

涼血地黃湯 治婦人血崩是腎水陰虛不能鎮守胞絡相火故血走而崩

黃芩 荊芥 蔓荊子 知栢 藁本 細辛 川芎 黃連 羌活 柴胡 升麻 防風 生地 當歸各三分 甘草一錢 紅花少許

姙婦通用養血清熱健脾方

白朮 山藥 白芍 當歸八分 蓮肉一錢 川芎

熟地五分　條芩七分　知母六分　甘草　益母草三分

益母草丸　治婦人赤白帶胎前産後一切病益母草勿犯鉄氣蜜丸彈子大熱酒加童便化下

固胎飲　治胎氣不安或腹微痛或腰作痛或飲食不喜俱宜

白术　當歸　白芍　熟地各一錢　人參　川芎　條芩　陳皮五分　甘草　砂仁　紫蘇三分　薑二片

安胎丸

白术　條芩　等分粥丸

十全保胎丸

杜仲八兩 續斷三兩 山藥末糊蜜和丸

心腹諸痛方 治娠婦觸動胎元痛不可忍及下血者

白朮 條芩 川芎各八分 白芍一錢 陳皮七分 砂仁 玄胡各五分

又方 治娠婦失跌腹痛胎動

白朮 陳皮 黃芩 川芎 白芍 砂仁 甘草

治惡阻方

白术 半夏八分 茯苓一錢 陳皮七分 條芩 霍香各六分 竹茹 枇杷葉 歸身五分 甘草二分

小產後下血不止

人參 黃芪 當歸 白术 白芍 艾葉 炙甘草 阿膠 川芎 青皮 香附 砂仁

小產後心腹疼痛

當歸 川芎 熟地 白芍各一錢 玄胡七分 桃仁三分 紅花二分 香附 青皮 澤蘭葉 丹皮各五分

童便酒各半鍾溫服

枳殼散　治妊婦八九個月內胎氣壅滿常宜服之滑胎易產安和子藏益血舒氣

枳殼五兩　扮甘草炙一兩五錢　香附一兩

右末空心白水下二錢每日三服加糯米同丸更妙

當歸黃芪湯　治產後失血過多腰痛身熱自汗

歸身三錢　黃芪二錢　白朮一錢五分　薑二片

三聖散　治兒枕痛

當歸　肉桂　玄胡索

黃芪湯　治產後虛汗不止

黃芪二錢　白朮　防風　熟地　牡礪　茯苓　麥冬　炙甘草各五分　棗二枚

定痛散　治產後惡血不盡腹中作痛

當歸　芍藥二錢　肉桂五分　五靈脂一錢

加薑三片水酒各半煎服

麻仁丸　治產後大便秘結

麻仁　人參　枳殼　大黃　當歸

右末等分蜜丸桐子大每服二十丸以便潤爲度

大便血症

大便下血多原坐臥風濕醉飽入房飡冷停寒濕熱鬱積以致榮血失道滲入大腸此腸風藏毒之所由作也挾熱下血清而色鮮者爲腸風邪氣外入隨感而隨見挾冷下血濁而色黯者爲臟毒鬱至久而始發糞前來者爲近血出於腸胃糞後來者爲遠血出於肺肝便血大行爲瀉血又有另作一派唧唧然出有力而遠四散如篩腸腹中作痛者多熱毒所致悉屬胃與大腸主病丹溪曰凡下血不可純用寒凉必

加辛味爲佐久不愈用溫劑必兼升舉藥仍加酒浸酒炒寒因熱用之法通治槐花槐角地榆生地扁柏条芩炒連梔子芎歸阿膠升麻白芍茯苓蒲黄酌用之如兼風邪者加秦艽防風荆芥香附蒼术腸風用蒜連丸極效臟毒人實宜桃仁紅花蘇木之類少行之瀉大下不止四物加黄連槐花急治百草霜研末或用百藥煎爲丸每服二三錢酒下仍以上項藥加減添蓮房灰棕櫚灰止之有氣虛下陷者當升提之補中調中益氣湯加烏梅槐花芩連乾薑少許大抵

人身精血皆生于穀氣脾胃統血故治斯疾者不宜純用寒涼必資補劑收功久病虛弱必用黃芪四君子湯參苓白术散以和之胃氣一回諸血循于經絡矣又方書論血從下流爲順易治若大下數升形肉枯槁此爲陰脫正所謂微則易治甚則難痊若先吐血後變爲下血者則又吉矣

脈大身熱者死腸澼下膿血脈弦絶者死滑大者生

槐角地榆湯

槐角　地榆　蒲黃各六分　生地　條芩五分　扁栢　升麻各八分　川芎　當歸　梔子　阿膠各七分　白芍一錢

煎服

防風秦艽湯　治腸風

防風　羌活　秦艽　蒼术　當歸　升麻各七分　白芷一錢　香附五分　煎溫服

蒜連丸

獨蒜頭十個　黃連三兩

爲末將蒜煨熟搗爛和米糊丸空心下四十丸

百草霜丸

百草霜百藥煎等分陳米糊丸

去汚蘇木湯　人實者宜此

桃仁八分紅花四分蘇木三分歸尾　升麻七分

煎服

黃連四物湯　治瀉血大下

當歸　白芍　川芎　熟地各一錢　黃連　升麻各五分

地榆七分水煎

黃芪四君子湯　治人去血多虛弱

人參 黃芪 白术 茯苓 甘草炙 升麻

加蓮子四個水煎

參苓白术散方見內傷

胡梅公用效方

枳殼 槐花 柏枝 槐角 白芷 甘草 地榆

升麻 人中白各一兩 防風 玄明粉 當歸 川

芎各一兩五錢 黃連一兩二錢 枯礬三錢 熟地二兩

爲丸空心服

滚痰丸 見痓症治下血暴下可服二三次下

血久人氣虛弱只宜用蒜連丸

加味補中益氣湯　治陽虛自汗

人參　黃芪　歸身　白朮　升麻　柴胡　橘紅

甘草　麻黃根　浮小麥　白芍　桂枝　酸棗

水鍾半煎七分加棗二枚　虛極者加附子二片

加味當歸六黃湯　治盜汗

當歸　生地　熟地　黃連　黃芩　黃栢各一錢　黃

芪二錢　棗仁　牡蠣　麥冬各七分　五味九粒

棗二枚

治盜汗方

蕎麥粉早晨作湯圓空心服不用油鹽